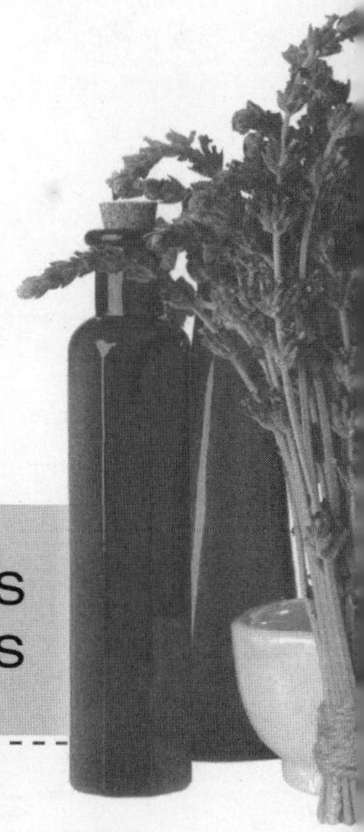

OS SEGREDOS DAS PESSOAS QUE NUNCA FICAM DOENTES

GENE STONE

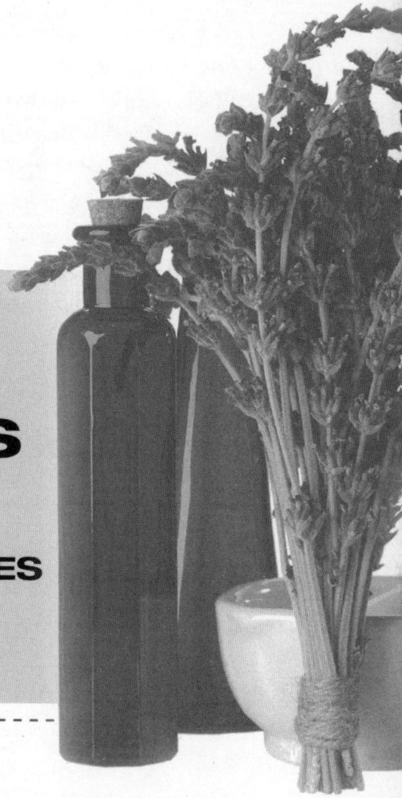

Os segredos das pessoas QUE NUNCA FICAM DOENTES

1ª reimpressão

Tradução
Mirian Ibañez

lua de papel

Título original: *The secrets of people who never get sick*

Direção editorial: Pascoal Soto
Editor: Pedro Almeida
Produção editorial: Gabriela Ghetti
Marketing: Priscila Brauner
Preparação de texto: Margô Negro
Revisão: Veridiana Cunha
Diagramação: S4 Editorial
Capa: Maurélio Barbosa
Imagem de capa: Shutterstock

DADOS INTERNACIONAIS DE CATALOGAÇÃO NA PUBLICAÇÃO (CIP)
(Câmara Brasileira do Livro, SP, Brasil)

Stone, Gene
Os segredos das pessoas que nunca ficam doentes / Gene Stone ; tradução Mirian Ibañez. – São Paulo : Lua de Papel, 2012.

Título original: *The secrets of people who never get sick.*

ISBN 978-85-63066-76-3

1. Cuidados pessoais com a saúde 2. Hábitos alimentares 3. Qualidade de vida 4. Saúde I. Título.

11-09665 CDD-613

ÍNDICE PARA CATÁLOGO SISTEMÁTICO
1. Doenças : Prevenção : Promoção da saúde 613

TEXTO EDITORES LTDA.
[Uma editora do grupo Leya]
Rua Desembargador Paulo Passalácqua, 86
01248-010 - Pacaembu – São Paulo – SP
www.leya.com.br/luadepapel
Twitter: @luadepapel_BRA / @EditoraLeya

Este livro não pretende ser um substituto do aconselhamento médico. Os leitores devem consultar regularmente um médico, para tratar de questões relativas à sua saúde, especialmente quando tiverem quaisquer sintomas que possam exigir diagnóstico ou cuidados clínicos.

Sumário

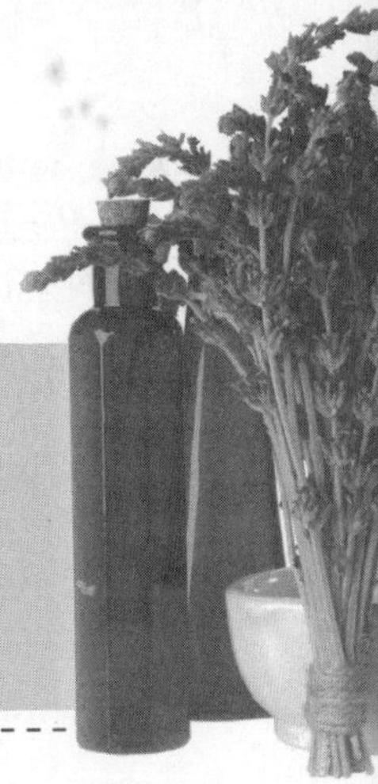

Introdução

Separando fatos de ficção

Luigi Cornaro, um nobre e rico veneziano, nasceu em uma família próspera, por volta de 1460. Como seus pares na Itália renascentista, Cornaro viveu de maneira extravagante, vestindo luxuosas roupas de seda importadas, desfrutando de lugares dispendiosos em competições e desfiles e comendo tudo o que quisesse e na hora que lhe dava vontade. A vida de um aristocrata consistia, principalmente, na busca do prazer: esporte, atividade intelectual e alimentação. Um dia normal poderia constar de um generoso café da manhã, alguns negócios, um lanche, para depois participar de uma corrida de cavalos ou de uma discussão política com o doge (a principal autoridade veneziana). Em seguida, outra refeição, depois da qual um cochilo, talvez um baile e um jantar extravagante.

Homens ricos como Cornaro geralmente consumiam quatro ou cinco fartas refeições diárias. Esses jantares eram oportunidades para surpreender os convidados com uma mesa ricamente preparada, oferecendo vários pratos e enfatizando a dificuldade de obter ingredientes como o açúcar (que era muito caro) e o aspargo (que, exceto na estação, só existia fora da Itália.)

Por volta de 1490, quando Cornaro estava prestes a completar 40 anos (cerca de uma década antes do limite da expectativa de vida estimada para um aristocrata italiano do século XV), ele adoeceu. Os médicos lhe disseram que, se quisesse sobreviver, teria de moderar a sua dieta. A maioria dos que receberam prescrições similares as ignorou, mas não Cornaro. Como vivera desregradamente durante a primeira parte de sua vida, ele estava determinado a viver sensatamente a segunda.

Na época, ainda era obscura a ligação entre alimentação e saúde, então, como uma experiência, Cornaro mesmo planejou uma nova dieta, cortando drasticamente a quantidade de comida que consumia. Limitou-se, diariamente, a cerca de 350 gramas de alimentos sólidos e a menos de meio litro de vinho, correspondendo à água diária (o vinho medieval era muito mais leve que o das safras atuais).

O plano de Cornaro deu resultados quase imediatos. Sua saúde melhorou de maneira tão dramática que ele continuou a seguir a dieta até os 68 anos, quando seus médicos, preocupados com tão parca ingestão e com sua extrema magreza, insistiram para que ele comesse e bebesse generosamente. Ele obedeceu, mas logo começou a apresentar uma febre ligeira, como um alerta para que voltasse à dieta planejada, que manteve durante o resto de sua vida, até os 102 anos.

Cornaro escreveu sobre o plano em um livro de quatro volumes, muitas vezes traduzido como *Discursos sobre uma vida moderada*, em que definiu sua filosofia, defendendo que as pessoas devem comer menos à medida que envelhecem. Ele também acreditava que o corpo precisa descansar para realizar a função digestiva, durante os períodos de fraqueza, querendo dizer que é mais saudável evitar do que devorar o alimento. "Não há dúvida", ele escreveu, "de que uma pessoa alertada a agir de acordo com esse aviso evitaria todas as doenças no futuro, porque uma vida bem equilibrada elimina a causa da doença".

Cornaro não apenas viveu muito tempo, como também se manteve saudável até pouco antes de sua morte. Como ele observou: "Uma vida longa cheia de doenças e sofrimento é pior do que vida nenhuma."

Durante os séculos que se seguiram, o livro de Cornaro foi lido e discutido por muitos grandes escritores e pensadores, entre os quais Joseph Addison, Sir William Temple (de quem Jonathan Swift era secretário) e o filósofo Francis Bacon. Mas, com o passar dos séculos, a influência do livro foi se apagando e hoje poucas pessoas devem ter ouvido falar de Cornaro. Entretanto, seu segredo – a redução calórica – ressurgiu como uma abordagem do século XXI para alcançar a saúde e a longevidade.

Aqui está um cardápio de uma verdadeira festa veneziana, realizada na época de Cornaro[1].

ÁGUA DE ROSAS (PARA LAVAR AS MÃOS)

DOCES DE PINHOLES E UMA MASSA PREPARADA COM AMÊNDOAS E AÇÚCAR (SEMELHANTE AO MARZIPÃ)

ASPARGOS

PEQUENAS SALSICHAS E ALMÔNDEGAS

PERDIZ ASSADA COM MOLHO

BEZERROS INTEIROS, BEM ASSADOS, DOURADOS

FRANGO CAPÃO E POMBO, ACOMPANHADOS DE LINGUIÇA, PRESUNTO E JAVALI, ALÉM DE SOPAS (UM TIPO DE CREME)

OVELHA INTEIRA ASSADA, COM MOLHO ÁCIDO DE CEREJA

GRANDE VARIEDADE DE AVES ASSADAS: PERDIZ, ROLINHA, FAISÃO, CODORNA OU TOUTINEGRA, ACOMPANHADA DE UM TEMPERO À BASE DE AZEITONA

FRANGO COM AÇÚCAR E ÁGUA DE ROSAS

LEITÃO INTEIRO ASSADO, ACOMPANHADO DE UM TIPO DE CALDO

PAVÃO ASSADO, COM VÁRIOS ACOMPANHAMENTOS

CREME ADOCICADO, COM SABOR DE SÁLVIA

MARMELOS COZIDOS COM AÇÚCAR, CANELA, PINHOLES E ALCACHOFRA

VÁRIAS CONSERVAS FEITAS COM AÇÚCAR E MEL

DEZ DIFERENTES TIPOS DE TORTAS E BOLOS, ALÉM DE UMA QUANTIDADE ABUNDANTE DE ESPECIARIAS CRISTALIZADAS

1 N. A.: Mario Bendiscioli e Adriano Gallia, *Documenti di storia medioevale*, 400-1492, Milão: Musia, 1970.

Muitos outros segredos de saúde modernos também se originaram há muito tempo, mas podem ter sido subestimados ou tiveram sua eficácia desafiada por cientistas, que procuravam provas mais definitivas. Mas, como o de Cornaro, esses segredos frequentemente têm um surpreendente grau de validade.

Por exemplo, se você é propenso a ter ataque cardíaco, alguém pode ter-lhe dito para tomar cuidado com a lua cheia. Esse aviso não foi levado a sério até 1990, quando pesquisadores da Faculdade de Medicina da Universidade de Patras, na Grécia, analisaram os prontuários de 859 pacientes internados por ataques e encontraram "uma significativa concentração desse mal" em períodos de lua cheia.

Você também pode ter rechaçado a crença recorrente de que o peixe é alimento para o cérebro, considerando isso como um conto da carochinha, mas uma série de estudos recentes mostra que certos óleos encontrados nos peixes gordurosos (como a cavala e a sardinha) desempenham um papel importante no desenvolvimento do cérebro e no seu funcionamento. O consumo de peixe também tem sido associado a uma taxa mais lenta de declínio cognitivo em pacientes idosos, aliado a muitos outros benefícios.

Durante séculos, a sabedoria popular garantiu que suco de mirtilo podia curar infecção na bexiga. Recentemente, pesquisadores da Faculdade de Medicina da Universidade de Harvard confirmaram que o suco de mirtilo realmente pode destruir bactérias que aderem às paredes da bexiga. Da mesma forma, consumir uma maçã por dia pode, mesmo, manter o médico a distância. Informações da Universidade de Ulster, na Irlanda, indicam que a alta quantidade de certos compostos químicos encontrados nas maçãs ajuda a destruir células de câncer de cólon. Além disso, pesquisadores da Universidade de Cornell descobriram que as maçãs podem prevenir câncer de mama em animais.

Falando em animais, muitas vezes se diz que ter um animal de estimação é bom para a saúde e o bem-estar. Novas evidências corroboram o conceito: donos de cães, por exemplo, tendem a ter menos doenças do que seus semelhantes que não possuem cachorros. "O simples ato de acariciar um animal reduz a pressão arterial porque é um ato que leva a uma resposta imediata de relaxamento", diz o doutor Alan Beck, diretor do Centro da Relação Homem-Animal, da Faculdade de Medicina Veterinária da Universidade Purdue.

Por milhares de anos, os médicos usaram sanguessugas como instrumento de sangria; essa prática só foi interrompida no final do século XIX.

Recentes pesquisas médicas indicam, no entanto, que as sanguessugas podem ajudar a curar muitas doenças, incluindo a osteoartrite. As picadas de abelha também foram retomadas, como um tratamento para aliviar os sintomas de esclerose múltipla. E, se você tem escaras, um dos melhores remédios é o mesmo que lhe teria sido receitado no ano 1250. Seriam larvas, capazes de devorar os tecidos mortos dos ferimentos abertos e eliminar as bactérias, por excretar uma substância semelhante à amônia.

Na Idade Média, os pacientes ricos bebiam, com frequência, suspensões de "pó de ouro" (o chamado *aurum potabile* ou "ouro potável"), para aliviar sintomas de várias doenças. Depois, o metal caiu em desuso por centenas de anos para essa finalidade, mas, no final do século passado, estudos revelaram que pequenas quantidades de ouro líquido podem fortalecer o sistema imunológico e são particularmente úteis para quem sofre de artrite reumatoide. Segundo estudiosos do Centro de Pesquisa da Artrite, do Canadá, a "terapia do ouro reduz a gravidade da artrite em pacientes que apresentam fraca resposta ao metotrexato, a droga padrão usada para tratar essa doença".

Os remédios populares mencionados não têm o objetivo de sugerir que todas as concepções mencionadas anteriormente, divulgadas por mães, parteiras, cientistas ou, nesse sentido, por qualquer outra pessoa, sejam sempre precisas ou mesmo úteis. Muitas são erradas, outras, insensatas. A trepanação, prática de fazer furos no crânio para aliviar a pressão supostamente causada por todo o tipo de doença, foi praticada por mais de 5 mil anos no mundo inteiro. Não funcionou. Durante séculos, muita gente acreditou que o café atrofiava o crescimento; isso não acontece. Pulseiras de cobre, supostamente benéficas para quem sofre de artrite, não parecem oferecer nenhum benefício. A noção de que se expor ao tempo frio possa lhe causar um resfriado é equivocada, porque o verdadeiro risco reside no contato próximo com pessoas capazes de, ao respirar, lançar germes no ar.

A cicuta é uma erva que, no passado, acreditavam ser útil para reduzir a dor, mas também induzia à morte. A cocaína era tida como um ótimo clareador dos dentes, bem como um tratamento eficaz para curar a dependência de morfina; Sigmund Freud a considerava um excelente estimulante, sem efeitos colaterais ou potencial causador de vício.

Houve um tempo em que os médicos sangravam seus pacientes, rotineiramente com o objetivo de restaurar o equilíbrio de fluidos no organismo. Quando George Washington adoeceu, os médicos drenaram 2,3 litros de sangue de seu corpo, o que, provavelmente, precipitou a sua morte. Em 1899, o respeitado *Manual Merck* recomendava o arsênico para tratamento da calvície. Hoje em dia, porém, esse metal tido como causador de câncer está incluído na relação de substâncias tóxicas da Agência de Proteção Ambiental dos Estados Unidos. O mesmo *Manual Merck* também indicava o café como um meio para aliviar a insônia. A outras bebidas, especialmente os licores (originalmente formulados como instrumentos de cura para tudo, de parasitas à impotência), foram erroneamente atribuídos poderes medicinais. O licor preparado pelos beneditinos, D.O.M. (iniciais da máxima *Deo Optimo Maximo*, "Para Deus, o melhor, o maior"), originalmente formulado em 1510, a partir de 27 ervas e especiarias, foi concebido para combater a malária que se espalhava em torno da abadia de Fecamp, na costa norte da França. Outros licores aos quais já foram atribuídos poderes restauradores incluem o elixir belga d'Anvers (para dor de estômago); o grego, de aroeira (também para alívio gástrico) e o francês du Velay, de verbena (para aumentar a libido).

Nos séculos XVIII e XIX era abundante uma categoria particularmente infame de poções conhecidas como medicamentos patenteados (ou panaceias), marca registrada de misturas duvidosas e, às vezes, com efeitos prejudiciais. Populares na Europa e nos Estados Unidos, esses produtos vendidos sem receita médica prometiam poderes curativos, milagrosos para tudo, desde tuberculose e doenças venéreas até cólicas e câncer, bem como o segmento preferido da indústria da publicidade, aquele reunido sob a denominação "queixas femininas".

Na realidade, muitos medicamentos patenteados eram benignos, à base de soluções alcoólicas, mas alguns continham perigosos opiáceos ou estimulantes, como morfina, ópio ou cocaína. Por exemplo, o láudano, à base de ópio, elogiado pela comunidade médica como um analgésico eficaz, foi o flagelo das classes marginalizadas na Inglaterra vitoriana. E a heroína foi inicialmente comercializada pela Bayer para acabar com a tosse.

Uma das misturas mais inofensivas incluía "óleo de cobra", a princípio um termo cunhado inocentemente por um homem chamado Stanley Clark para uma pomada benigna, que ele criou para curar dores musculares, e depois passou a denominar qualquer tipo de remédio fraudulento. (Stanley ganhou fama por matar cobras cascavéis, como parte de sua apresentação, na Feira Mundial de Chicago, em 1893.) Embora você não possa mais comprar o Óleo de Cobra Stanley, outras poções comercializadas como medicamentos patenteados ainda estão disponíveis (sem as indicações de que servem para doenças): Coca Cola, 7-Up, angostura e água tônica.

Mesmo alguns remédios bem recentes erraram o alvo. Há algumas décadas, acreditava-se que deitar em uma cama de bronzeamento artificial no inverno poderia manter em alta os níveis de vitamina D e também prevenir a depressão sazonal, até que a revista *The Lancet Oncology* publicou um estudo revelando que a probabilidade de ter câncer aumentava 75% nas pessoas que usavam camas de bronzeamento artificial antes dos 30 anos de idade.Trabalhos como esse levaram a Agência Internacional de Pesquisa sobre o Câncer a reclassificar as camas de bronzeamento artificial como "definitivamente cancerígenas", assim como tabaco, arsênico e gás mostarda.

Quais segredos de saúde fazem sentido e quais não? Quem pode se beneficiar mais? Como você pode ter certeza de que terá uma vida longa e saudável? Como você pode evitar que o trabalho te deixe doente? Como é que você pode afastar completamente o perigo de ficar doente de uma vez por todas? Este livro destina-se a responder a essas perguntas, porque todos nós podemos nos beneficiar ao saber o que mantém outras pessoas saudáveis e como permanecer também dessa forma.

Eu certamente senti que minha saúde poderia ser melhorada. Durante as últimas duas décadas, tenho escrito muito sobre saúde, como jornalista e *ghostwriter*. Como alguém que acredita que escrever de maneira responsável requer envolvimento, eu experimentei quase todas as dicas, técnicas e tônicos sobre os quais fiz matérias. (Uma exceção: a eletroconvulsoterapia. Os médicos entrevistados me ofereceram uma sessão gratuita, mas recusei.)

Esse compromisso significa que provavelmente eu tenha sido muito mais analisado do que qualquer outro ser humano relativamente saudável. Eu já passei por vários escaneamentos corporais, incluindo eletrocardiogramas, exames de densidade óssea e de composição corporal, testes de anticorpos (do tipo imunoglobulina G) e ecocardiograma com Doppler. Meu sangue foi testado para a proteína C-reativa, para a homocisteína, o fibrinogênio, os níveis de insulina, a lipoproteína A e para tolerância à glicose. Passei por análises de composição urinária e foi levantado meu perfil nutricional de soro ácido aminado, junto com o perfil de vários lipídios; meus níveis de colesterol têm sido testados com tanta frequência que até se parecem com um gráfico do índice Dow Jones. Também passei por testes para cada possibilidade de alergia (eu sou ligeiramente alérgico a gatos, certos tipos de pólen e mofo). Meus músculos foram estudados, meus órgãos examinados e as minhas ondas cerebrais sincronizadas por uma engenhoca colocada em minha cabeça (em vez de gerar ondas alfa, meu cérebro sintonizou uma estação de rádio local).

Eu também experimentei inúmeros tratamentos de *spa*, de Bindi Shirodhara a ervas aiurvédicas para o rejuvenescimento e me submeti a dezenas de terapias da Nova Era, incluindo transiluminação, renascimento, cristais, regressão a vidas passadas e polaridade. Especialistas em *feng shui* reorganizaram minha casa para que houvesse um melhor fluxo de energia, e especialistas em desordens afetivas sazonais instalaram luzes para melhorar meu humor. Fui submetido a acupuntura, *biofeedback*, hipnose, técnica de Alexander, *rolfing*, *reiki* e reflexologia.

Muito obediente, testei tudo o que especialistas me recomendaram, de exercícios comuns na década de 1980 (cardiovasculares e força) a trabalhar à maneira do século XXI (técnicas alternadas). Deixei os médicos ligarem eletrodos a meu couro cabeludo, em laboratórios de sono, e permiti que investigassem a minha consciência dentro do cérebro. Experimentei diferentes terapias, freudiana, junguiana, primal, cognitiva, aromaterapia, de movimento dos olhos, dessensibilização e reprocessamento. Conversei com parapsicólogos sobre a minha saúde e com médiuns veterinários sobre a dos meus animais de estimação. (Um dos últimos sugeriu que o meu gato estava miando à noite para me avisar que as escadas em nosso apartamento eram perigosas.)

Não obstante, eu sempre ficava doente pelo menos duas vezes ao ano. Em algum momento do inverno, eu caía de cama com a garganta dolorida e inchada, uma crise que depois evoluía para um resfriado persistente. Depois, no final da primavera ou início do outono, eu era tomado por um tipo diferente de resfriado, que começava com uma suave ardência na garganta, deslocava-se para o meu peito e, em seguida, instalava-se em meu nariz, onde permanecia como um convidado preguiçoso que não queria sair do sofá, descansando indolentemente por muitos dias.

Recentemente, me ocorreu que eu estava optando pelo tratamento errado. Em vez de depender exclusivamente de especialistas, deveria tratar de me manter saudável, e meus pensamentos se voltaram para as pessoas que não necessitam de médicos ou de outros profissionais dessa ou de qualquer outra área.

Eu tenho conhecido muita gente assim ao longo de minha vida. Enquanto eu sofria de um resfriado após o outro, me torcia, contorcia e espirrava, subjugado por algum germe, vírus ou outra forma de vida alienígena que varria todo o meu ser, essas pessoas estavam felizes, sob o manto de algum segredo pessoal que as mantinha saudáveis.

Não que todos esses segredos valham a pena. Como já mencionei, alguns são totalmente errados e outros, simplesmente estranhos. Todos os segredos compartilhados neste livro parecem funcionar para as pessoas que os utilizam, muitas vezes melhor do que as soluções oferecidas pela ciência. Apesar de séculos de avanço da medicina e da saúde pública para salvar vidas, profissionais da medicina ainda não conseguem nos dizer como é que podemos nos manter bem. O resfriado comum é tão corriqueiro quanto era há milhares de anos, mas a doença, em si, não mostra nenhum sinal de redução. Então, por que não procurar soluções para esse mal entre aquelas pessoas para quem o resfriado comum é incomum?

Essa se tornou a minha missão nos últimos anos: encontrar pessoas que não ficam doentes para descobrir por que e, em seguida, verificar se seus segredos são válidos para os outros. A maioria que "nunca fica doente" pode pegar um resfriado uma vez ou outra ou ocasionalmente sentir alguma dor ou mal-estar. O que elas não têm são os resfriados, as gripes e as febres de que muitos de nós somos acometidos com frequência, e também raramente têm alguma doença grave.

Embora possam ter herdado algum tipo de doença genética que se manifeste em determinado momento, elas lutam energicamente para combatê-la ou, em alguns casos, são vitimadas por uma doença grave, mas adaptam o seu segredo à situação e conseguem recuperar-se plenamente. Em geral, elas têm uma vida longa e saudável.

Para encontrar essas pessoas, eu coloquei anúncios, procurei na internet, tentei localizar antigos colaboradores de livros, localizei ex-colegas de escola e conversei com amigos, profissionais da saúde, jornalistas e editores. Como escrevo sobre saúde há muito tempo, felizmente tenho uma extensa lista de contatos.

Conheço algumas das pessoas cujos perfis traço neste livro há muitos anos. Susan Rennau e eu frequentamos a mesma escola. Aqui está também a minha professora da sexta série (que eu não via desde, bem, a sexta série).

Encontrei outras, por intermédio de minha carreira como *ghostwriter*. Ao todo, entrevistei cerca de cem pessoas, todas elas ofereceram diferentes, às vezes até bizarros, segredos de saúde. As pessoas que apresentamos aqui são aquelas que parecem destinadas a permanecer interessantes ao longo do tempo, têm uma base científica mais sólida e foram endossadas de maneira inteligente e articulada por seus proponentes.

Algumas das práticas não selecionadas incluíam fechar a tampa do vaso sanitário antes de dar a descarga (apesar de haver algumas evidências que apoiam essa prática); tomar vários suplementos nutricionais e vitaminas (em alguns casos, engolindo mais de vinte comprimidos por dia); consumir certos alimentos (incluindo laranjas, maçãs, romãs, além de outros mais raros e menos comuns, como salicórnia, brotos de samambaia do tipo *Pteridium aquilinum*, cardos e longans); limitar-se a uma dieta exclusiva de alimentos crus (ou, ainda mais rigorosa, de vegetais crus); colocar um umidificador em cada quarto da casa e mudar regularmente a cortina do chuveiro; meditar em um tanque de isolamento; tomar vacina contra a gripe e dar banhos frequentes nos cães e nos gatos. Todos são possíveis segredos de saúde, mas não verificáveis nem interessantes ou replicáveis como os escolhidos.

Acredito que os 25 segredos de saúde que se seguem são os mais valiosos. Você, leitor, tem a palavra final sobre quais os que fazem mais sentido no seu caso.

As mãos do doutor Semmelweis

Às vezes, a sabedoria quanto ao que é melhor para a saúde permanece um segredo, não porque seu defensor deixa de revelar o que sabe às pessoas, mas porque ninguém acredita nele, como no caso de Ignaz Semmelweis.

Húngaro de nascimento, Semmelweis formou-se médico em 1840 e passou a clinicar na maternidade de um hospital de Viena. Na época, muitas mulheres em trabalho de parto contraíam a febre puerperal, uma doença infecciosa, rara hoje em dia, mas que já foi a mais comum causa de mortalidade materna na Europa.

Curiosamente, ocorriam menos casos dessa infecção quando os partos eram feitos em casa, por parteiras, do que quando realizados por médicos no hospital. Muitas hipóteses sobre as razões desse fato foram levantadas, mas nenhuma pôde ser comprovada.

Semmelweis, que estava obcecado pelo problema, notou que tanto os estudantes de medicina como os médicos muitas vezes entravam na ala da maternidade diretamente depois de terem saído de recintos de dissecação, onde haviam manuseado cadáveres. Ele concluiu que as taxas de mortalidade cairiam se os médicos simplesmente lavassem e desinfetassem as mãos antes de fazer sua próxima cirurgia ou parto.

Ninguém acreditou nele. Naquela época, não havia nenhuma razão para pensar que mãos sujas poderiam causar doenças – a teoria dos micróbios não tinha sido sequer delineada, quanto mais provada. Semmelweis foi ridicularizado, mas não desistiu, lutando sem sucesso para que a lavagem das mãos fosse introduzida como um hábito profilático. Então, ele foi se tornando cada vez mais amargo e irritadiço, até que, em 1865, sua esposa e outras pessoas resolveram interná-lo em um manicômio. Ele morreu duas semanas depois, segundo os relatórios, em razão de uma surra que levou da equipe de funcionários.

A limpeza na maternidade e nas diferentes salas de cirurgia não obteve apoio generalizado senão no final dos anos 1800, depois que cientistas (especialmente o químico e microbiologista francês Louis Pasteur) desenvolveram a teoria do papel dos micróbios nas doenças. Hoje Semmelweis é considerado pioneiro nos cuidados da saúde.

Os Segredos

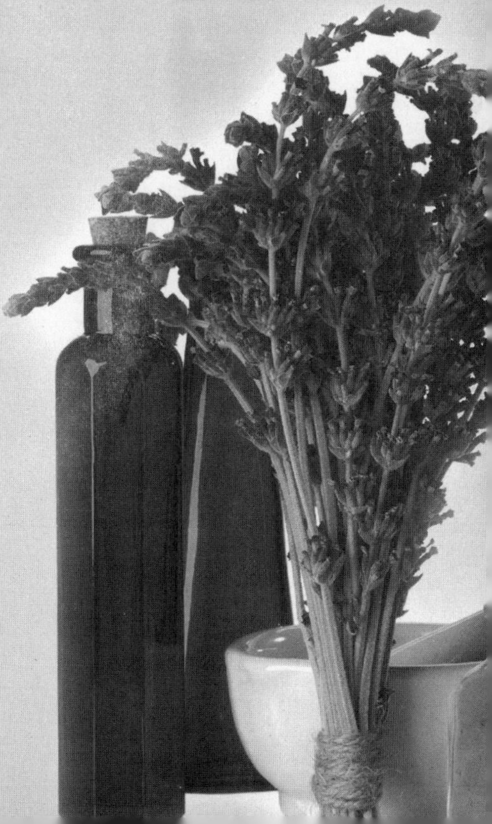

SEGREDO 1

Zonas Azuis

RICARDO OZORNO FALLAS

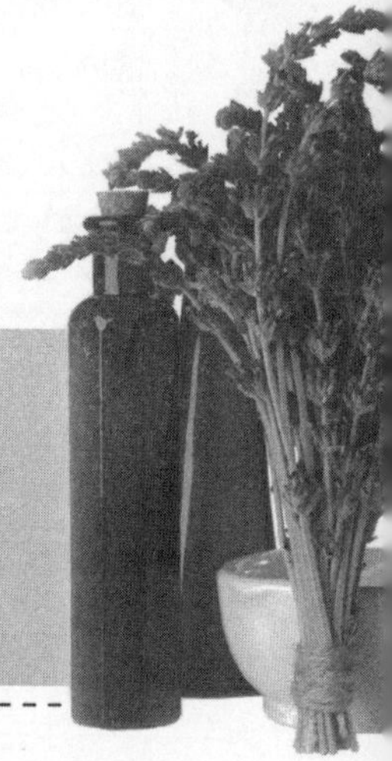

Todos os dias, Ricardo Ozorno Fallas acorda às seis horas da manhã, em Hojancha, capital regional da península de Nicoya, no noroeste da Costa Rica. Como muitos de seus conterrâneos, Ricardo ainda mora na casa de seus pais (junto com seus três irmãos), onde provavelmente permanecerá até se casar. Seu café da manhã é uma tigela de mingau de aveia ou um pouco de *gallo pinto*[1], o prato nacional de arroz e feijão, com tortilhas de milho. Depois de comer, Ricardo pedala sua bicicleta alguns quilômetros até o trabalho, como contato de uma empresa de ecoturismo local, especializada em mostrar aos turistas estrangeiros a floresta tropical preservada, nas cercanias de Hojancha.

Ele permanece no serviço até o meio-dia, quando volta, de bicicleta, para casa, onde almoça. Essa será sua maior refeição do dia: arroz, feijão, carne e tortilhas de milho, umedecidas com um copo de água fria. A sobremesa é alguma fruta de origem tropical, como laranja, abacaxi ou banana.

Depois do almoço, Ricardo volta para a empresa, onde fica até as quatro da tarde. Quanto volta para casa, ajuda sua mãe ou seu pai em tarefas domésticas ou faz uma visita à sua avó, que tem 93 anos. Em seguida, depois de um jantar

1 Literalmente, o nome *gallo pinto* significa "galo manchado", referindo-se à mudança de cor quando se frita o arroz com feijão. (N. T.)

bem leve, ele ensaia com um grupo de danças tradicionais de Nicoya e salsa e merengue, suas favoritas.

Antes de ir para a cama, à meia-noite, ele geralmente dedica umas poucas horas à sua tese de mestrado, um plano de negócios para uma agência de publicidade, com a qual espera iniciar os trâmites para receber seu diploma de *marketing* pela Universidade Hispano-Americana da Costa Rica.

"Temos um ritmo de vida bastante descontraído aqui", diz ele. "Gozamos de uma sensação de tranquilidade que é difícil de encontrar em outros lugares, mesmo na Costa Rica. O ar que você respira em Hojancha é simplesmente melhor do que de qualquer outro lugar."

Ricardo tem excelente saúde, assim como toda a sua família. Na verdade, eles têm uma expectativa três vezes maior do que a média dos americanos de chegar aos 100 anos. Seu segredo, entretanto, não é algo que algum deles inventou ou sequer imaginou. O segredo é que eles vivem no meio de uma Zona Azul.

As cinco Zonas Azuis confirmadas

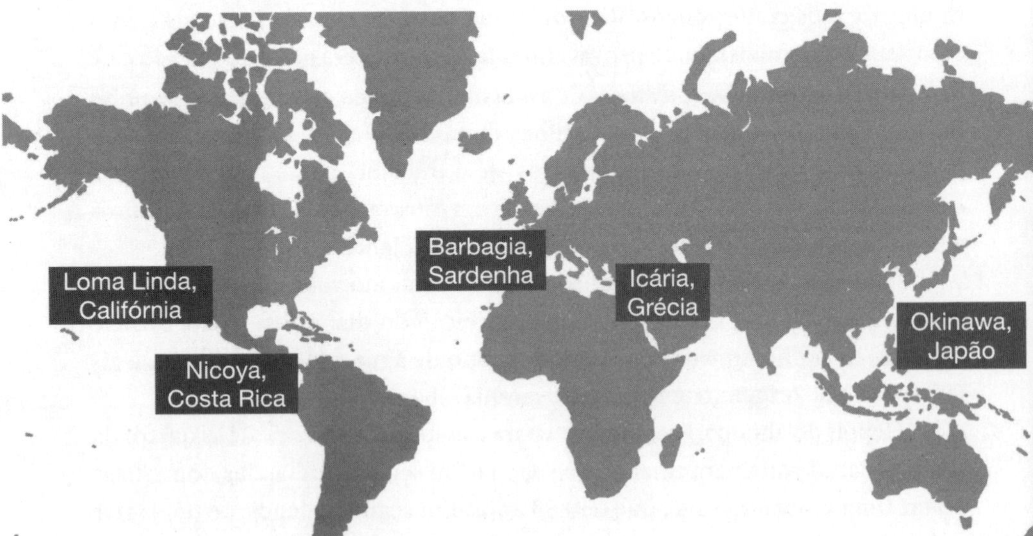

Os fatos sobre as Zonas Azuis

Zonas Azuis são áreas geográficas onde há uma maior concentração de pessoas longevas no mundo. O termo foi cunhado pelo jornalista e explorador Dan Buettner, que, em parceria com estudiosos da longevidade, passou a última década viajando para os mais saudáveis lugares do mundo, a fim de descobrir os segredos de seus habitantes. Até agora, cinco Zonas Azuis foram confirmadas:

- Na região rural montanhosa de Barbagia, na Sardenha, Itália, as pessoas continuam trabalhando como pastores bem depois de completar seus 70 anos, e, não raramente, se tornam centenárias.
- A ilha de Okinawa, no Japão, tem a maior concentração de centenários do mundo, não obstante ter resistido muito tempo de subjugação, sob o domínio de invasores, bem como à fome generalizada, durante e depois da Segunda Guerra Mundial.
- Situada nos limites da grande Los Angeles, a cidade de Loma Linda é o lar de uma comunidade de 9 mil Adventistas do Sétimo Dia, atualmente o grupo mais longevo de pessoas nos Estados Unidos.
- Icária, na Grécia, tem a maior porcentagem – em todo o planeta – de gente com 90 anos, uma taxa de incidência de câncer 20% inferior à do resto da Grécia, e quase não registra casos de demência.
- E há Nicoya, onde Ricardo e sua família vivem, uma notável exceção à regra de que as pessoas dos países em desenvolvimento têm expectativa de vida inferior à dos que moram em países desenvolvidos.

Para entender algumas das razões pelas quais os que vivem em Zonas Azuis são mais saudáveis e mais longevos, vamos dar uma olhada na rotina diária de Ricardo.

Primeiro, sua dieta. Os habitantes de Zonas Azuis tendem a seguir dietas ricas em nutrientes e pobres em calorias e também evitam, com todas as suas forças, alimentos industrializados. Cada um dos componentes básicos da dieta de Ricardo (arroz, feijão, milho e fruta) oferece um benefício. O arroz é composto por vitaminas, minerais e antioxidantes, além de ter baixo teor de sódio. O feijão contém potássio, magnésio, antioxidantes, fibra e é rico em proteínas e carboidratos, mas pobre em gordura e calorias. O milho é um aliado na luta contra o câncer, bem como uma valiosa fonte de vitamina C. Além disso, o milho usado por Ricardo nas tortilhas é cozido com cal, fazendo com que seja submetido a um processo chamado de nixtamalização. Esse processo aumenta a quantidade de cálcio contida no milho e melhora a biodisponibilidade de niacina e de outras vitaminas já existentes no grão.

Por comer frutas frescas no lanche, Ricardo evita gorduras e açúcares desnecessários, enquanto concentra ainda mais vitaminas em sua dieta.

Ricardo bebe quase exclusivamente água, enquanto faz as refeições. Evitar refrigerantes açucarados, associados a doenças cardíacas e obesidade, é bom por si só, mas há algo especial sobre a água, em Nicoya: é muito pesada, o que significa que contém minerais, incluindo cálcio e magnésio, que estão relacionados à redução de doenças cardiovasculares.

Embora não faça nenhum esforço para limitar a quantidade de alimentos que consome, Ricardo inconscientemente segue uma dieta de restrição calórica porque seu menu é rico em proteínas, mas com baixa densidade calórica. Ele restringe a ingestão de calorias, pois faz um jantar leve, no início da noite. Refeições de volume reduzido, que os moradores de Okinawa chamam de *hara hachi bu*, são uma prática bastante comum nas Zonas Azuis. Grosseiramente traduzido, isso significa que você só pode comer até ficar 80% satisfeito; alimentar-se antes de atingir o limite máximo, em vez de se sentir absolutamente saciado. De acordo com o que dizem os médicos, deixar de comer 20% de uma refeição pode significar a diferença entre ganhar e perder peso.

A redução calórica (ver página 39)é, atualmente, objeto de grandes estudos na comunidade médica, com um número crescente de profissionais reconhecendo que essa providência pode afastar a ocorrência de muitas doenças relacionadas ao envelhecimento.

O próximo segredo de Ricardo: seus estreitos laços com a família, que ele considera "a sólida base responsável pela formação moral e espiritual dos costa-riquenhos".

O conceito de família, na Costa Rica, especialmente nas áreas rurais, "tem a ver com união e apoio mútuo", ele diz. As famílias são os núcleos sociais de todas as Zonas Azuis, com especial ênfase no cuidado com os mais velhos. Inúmeros estudos científicos relacionam uma forte rede social a uma série

> **"Doutor, nenhum remédio – somos máquinas feitas para viver organizadamente por um propósito. Essa é a nossa natureza. Não contrarie o princípio da vida. Deixe-o em liberdade para defender-se e isso terá melhor efeito do que suas drogas."**
>
> NAPOLEÃO BONAPARTE, IMPERADOR FRANCÊS

de benefícios, incluindo a redução da obesidade, a dor do pós-operatório e o risco de doenças crônicas. Redes sociais, que proporcionam um sentido de apoio e pertencimento, são especialmente importantes para as pessoas idosas. Elas também desempenham um papel na criação do que a Costa Rica chama de *plan de vida*, ou o que os okinawenses denominam de *ikigai*: uma razão para viver. Um forte compromisso com a família, os amigos, a comunidade e o meio ambiente dá a muitos hojanchianos um senso compartilhado de propósito e os mantém ativos e motivados durante seus anos de prata. Novamente, a ciência corrobora o conceito: um estudo, divulgado em 2009 pelo Centro Médico da Doença de Alzheimer da Universidade de Rush, em Chicago, mostrou que manter-se ocupado e ter um senso de propósito ajuda as pessoas a viver mais tempo.

E, de acordo com Ricardo, o compromisso com a proteção ao meio ambiente é um sentimento comum entre os moradores de Nicoya. "Todos aqui crescem com uma forte consciência ambientalista. Embora a gente queira usar nossos recursos naturais, tudo o que fazemos leva o ambiente em consideração."

Não obstante seu dia a dia repleto de atividade, Ricardo considera Hojancha um lugar muito tranquilo, se comparado a grandes cidades da Costa Rica, como San José. O estresse é um conhecido matador e por evitá-lo, mesmo se ocupando bastante, a tranquilidade ajuda Ricardo e outros moradores de Zonas Azuis a baixar a incidência de enfermidade e a prolongar suas vidas.

Igualmente importante, a atividade física é parte integrante da rotina diária de Ricardo. Como sua família nunca teve carro, ele sempre andou a pé ou de bicicleta para ir à escola, incluindo o retorno para casa, na hora do almoço. Agora, com seu trajeto diário de bicicleta e a dança como um *hobby*, ele faz bastante exercício, sem colocar muita pressão sobre seu corpo.

Infelizmente, alguns benefícios dos que moram em Zonas Azuis só podem ser obtidos por quem nasceu e vive ali. Essas áreas são o berço de fortes e relativamente isolados acervos genéticos. Buettner, que escreveu sobre suas descobertas em um livro denominado *The Blue Zones*, estima que nossos genes são cerca de 20% determinantes do quanto tempo vamos viver. Em outras palavras, independentemente de quão cuidadosos somos com nós mesmos, corremos maiores riscos de ter enfermidades, como as cardiovasculares ou o diabetes, do que pessoas com diferentes origens genéticas (ver página 100).

Além disso, a dieta de muitos dos habitantes das Zonas Azuis gira em torno de alimentos locais, frescos e acessíveis, inexistentes em quaisquer outros locais. A fruta chamada *marañón*, apreciada em Nicoya, por exemplo, contém cinco vezes mais vitamina C do que a laranja, mas é frágil demais para ser exportada em grandes quantidades.

Todas as Zonas Azuis, exceto a de Loma Linda, na Califórnia (e que deve sua existência a uma tradição religiosa), enfatizam os alimentos cultivados localmente. Esse estilo de vida ligado aos produtos da terra está desaparecendo rapidamente, e é possível que uma mudança na direção do consumo de alimentos industrializados venha a produzir um impacto na longevidade das pessoas nessas áreas.

Finalmente, é fácil falar em evitar o estresse, mas isso continua sendo uma desgraça culturalmente condicionada. As Zonas Azuis tendem a criar níveis de evasão de estresse que são menos comuns no resto do mundo e difíceis de recriar fora de seu contexto.

Compartilhando o segredo

Infelizmente, você não pode comprar uma passagem só de ida para a península de Nicoya e esperar viver até os 100 anos. Independentemente do lugar onde esteja, você pode usar, em sua própria vida, as lições aprendidas na rotina diária de Ricardo: desfrute de uma dieta saudável, rica em nutrientes e pobre em calorias; não coma demais; mantenha uma rede social de apoio; permaneça ativo; faça exercícios regularmente; e evite o estresse.

Por exemplo: coma mais feijão (da dieta da Costa Rica) ou *tofu* (da dieta de Okinawa). Você também pode tentar se alimentar com refeições maiores no almoço e reduzidas no jantar, como forma de restringir as calorias. Embora sua família possa não ser tão unida como as de Loma Linda ou da Sardenha, você pode ampliar seu círculo social dedicando-se ao voluntariado ou adotando um esporte ou um hábito capaz de diverti-lo. Além de propiciar grandes redes de apoio, essas atividades também vão ajudar você a criar um *plan de vida* que o mantenha ativo, motivado e livre de estresse.

É virtualmente impossível criar Zonas Azuis em sua cidade natal, porque elas são extremamente dependentes de fatores genéticos, culturais, ambientais e outros ainda desconhecidos. Mas não há razão para que outros não surjam. Como diz Buettner, "codificados nas Zonas Azuis do mundo estão séculos – até mesmo milênios – de experiências humanas. Creio que não seja uma coincidência que a forma como essas pessoas comem, interagem umas com as outras, afastam o estresse, curam-se, evitam doenças e veem o seu mundo lhes proporciona mais tempo de vida... Para aprender com elas, nós precisamos apenas estar abertos e dispostos a ouvir".

SEGREDO 2

Levedura de cerveja

BARBARA PRITZKAT

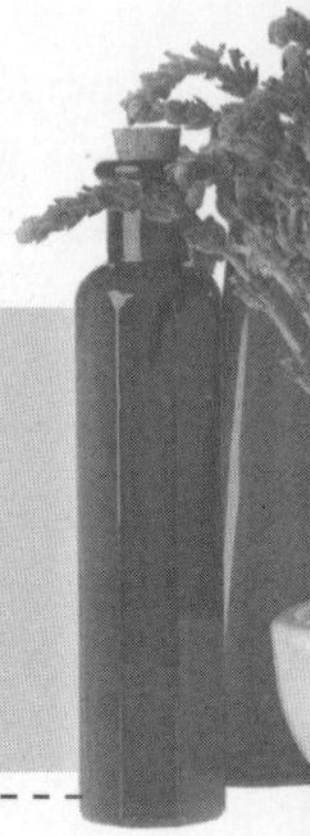

Porque o rato bebeu Coca-Cola e perdeu seus pelos, Barbara Pritzkat consome levedura.

Por volta das décadas de 1940 e 50, Barbara descobriu a obra de Adelle Davis, pioneira em nutrição e saúde, na época um campo relativamente novo. Divulgando uma dieta de alimentos não processados combinada com uma inteligente dieta de suplementação, os livros de Adelle, incluindo o *Let's eat right to keep fit* (Vamos comer direito para manter a boa forma), viraram *best-sellers*, influenciando tanto o público em geral como um grande número de pesquisadores.

Barbara, que em 1947 tinha acabado de se formar na Universidade da Califórnia (Ucla), em Los Angeles, com licenciatura em engenharia, era vizinha de Adelle, em Palos Verdes, na Califórnia, e tomou conhecimento do seu trabalho quando Adelle deu uma série de palestras em uma escola secundária local. Barbara foi imediatamente conquistada pelas ideias de Adelle sobre nutrição, especialmente depois de observar uma demonstração em que a pioneira alimentava um rato com Cola-Cola e outro com água. Ao longo de algumas semanas, o rato que bebia refrigerante perdeu os pelos e começou a adoecer. Naquele tempo, a maioria das pessoas achava que a Coca-Cola era inofensiva ou até mesmo benéfica. (Adelle ajudou o rato doente a recuperar a saúde e os pelos; nenhum animal foi prejudicado durante a realização de sua experiência.)

Barbara já estava predisposta a comer bem, porque seu pai, um editor fadado a uma grande carreira nos estúdios MGM, na década de 1920, morreu aos 35 anos de um derrame vascular cerebral, provocado por alcoolismo e pela enorme pressão da indústria cinematográfica. Barbara e seu marido, Marty, optaram por um estilo de vida mais saudável proposto por Davis, mantendo-se afastados de conservantes, açúcares refinados e comidas industrializadas, ingerindo alimentos integrais sempre que possível. "As crianças nem sequer sabiam da existência de refrigerantes, até que os viram nas casas de outras pessoas."

O cerne do programa de Adelle é a levedura de cerveja, uma excelente fonte de vitaminas do complexo B, que Barbara e Marty tomavam em pó, dissolvida em água todas as manhãs. Nunca deixavam de fazer isso, mesmo quando viajavam, o que, no caso de Barbara, era frequente. Na década de 1970, incentivada em parte pelo interesse internacional a respeito do túmulo do rei Tut, Barbara começou a fazer um curso por correspondência sobre arte antiga, na Ucla. A princípio, ela estudava por diversão, mas aos poucos o assunto foi se tornando mais sério para ela, até que, em 1982, com 56 anos, recebeu um diploma em arqueologia. Então, ela começou a trabalhar em escavações, primeiro na Costa Rica e, em seguida, ao longo de doze anos, em um sítio arqueológico denominado Tell Mozan, no antigo palácio de Urkesh, localizado em um local árido, no vale norte do grande deserto da Síria, na fronteira desse país com o Iraque. Inicialmente, ela trabalhava como topógrafa, usando seus conhecimentos de engenharia para ajudar os escavadores a localizar seus alvos.

Ultimamente, ela está pensando em se aposentar, porque imagina que os integrantes de sua equipe consideram embaraçoso ter, entre eles, uma perita de 83 anos. Seus colegas não concordam, de jeito nenhum, frisando que seu vigor e sua saúde são tão bons ou até melhores do que de qualquer outro participante do grupo de escavação – embora ela permaneça durante muitas semanas, a cada ano, levantando às cinco horas da manhã para trabalhar entre escorpiões e sob temperaturas de quase cinquenta graus, todo o tempo com roupas compridas, em respeito à cultura muçulmana local, e bebendo água impura.

Os fatos sobre a levedura de cerveja

Um grupo de fungos unicelulares, que transformam açúcares em álcool e liberam dióxido de carbono, as leveduras são conhecidas pela humanidade há muitas eras. Embora nem todos os tipos sejam úteis e algumas possam causar infecções, a espécie *Saccharomyces cerevisiae*, ou levedura de cerveja, tem ajudado as pessoas a fazer pão e bebidas, desde antes que a história começasse a ser escrita.

Os primeiros registros sobre a produção de cerveja, datados de 6 mil anos atrás, na antiga Suméria, indicam que as pessoas possuíam conhecimentos rudimentares sobre como manter vivas colônias de *S. cerevisiae*, de maneira que pudessem ser usadas de um lote de cerveja para outro. A fabricação de álcool se tornou mais sofisticada quando passou a ser feita no Egito e, finalmente, na Europa, mas a compreensão das pessoas sobre o processo de fermentação permaneceu limitada. Ninguém entendia que a levedura era feita de organismos vivos. Havia uma abundância de teorias sobre o que, exatamente, transformava frutas e grãos em álcool. Por exemplo, um antigo termo norueguês para o fermento, *kveik*, deriva da palavra "acender", refletindo a ideia de que a levedura iniciava um tipo de "fogo" químico que produzia álcool.

Na Paris do século XVII, assar uma baguete era considerado um sacrilégio. O diabo estava na fermentação. Como o funcionamento da levedura ainda era mal compreendido, a única fonte confiável para o cozimento era a espuma formada nas cubas de fermentação da cerveja. Surgiram problemas quando, com base em uma citação de São Paulo, na "Primeira carta aos coríntios", a Faculdade de Medicina de Paris declarou que a levedura de cerveja era uma "substância corruptora" e a proibiu. Felizmente para os padeiros, o público ignorou a proibição.

Só no século XIX, quando Louis Pasteur estudou as propriedades do álcool, é que essas concepções equivocadas foram abandonadas. Em 1857, Pasteur publicou um artigo intitulado "Notas sobre a chamada lactofermentação", em que ele identificou a levedura como um novo tipo de organismo e definiu a fermentação como um processo biológico, através do qual se converte açúcar em álcool.

Embora a levedura seja mais valorizada por sua capacidade de fermentar alimentos e bebidas do que por seus nutrientes, marginalmente as pessoas têm sido conscientizadas há muito tempo sobre seus benefícios para a saúde. Mesmo na Idade Média, muitas vezes as crianças eram alimentadas com sedimentos de cervejas turvas, como uma maneira de mantê-las saudáveis. Esses usos populares ganharam embasamento científico na década de 1950, quando a nutricionista Adelle Davis reforçou o uso da levedura de cerveja afirmando:

"A levedura quase não contém amido, gordura ou açúcar; sua excelente proteína adere às costelas, satisfaz o apetite, aumenta o metabolismo basal e dá a você a energia para se livrar de quilos indesejados".

As células de levedura normalmente se replicam por um processo de reprodução assexuada denominado brotamento, em que uma célula-mãe se divide e produz uma célula-filha. Dessa forma, cada célula gera milhões de filhotes durante seu ciclo de vida, o que exige uma grande quantidade de energia e vitaminas que não estão contidas nos açúcares simples com os quais se alimentam. Para resolver esse problema, as células de levedura fabricam suas próprias vitaminas do complexo B, proteínas e minerais. Todos esses nutrientes são benéficos para a saúde humana.

O grupo mais importante desses nutrientes é o das vitaminas do complexo B solúveis em água, incluindo a tiamina, a riboflavina, a niacina, a vitamina B6, a biotina e os ácidos pantotênico e fólico. Apenas uma colher de sopa de uma boa marca de levedura de cerveja basta para oferecer a dose diária recomendada para a maioria desses elementos. Sem essas vitaminas, o corpo não seria capaz de metabolizar os carboidratos, as gorduras e as proteínas essenciais para o crescimento; são também fundamentais para a manutenção da saúde dos cabelos, da pele, dos nervos, das células sanguíneas, das glândulas produtoras de hormônios e do sistema imunológico. A deficiência de qualquer uma delas pode resultar em doenças como beribéri, pelagra e anemia.

Outro benefício das vitaminas do complexo B é que elas mantêm baixos os níveis de homocisteína – um aminoácido presente no sangue humano e que é fortemente afetado pela dieta das pessoas. Estudos epidemiológicos têm relacionado elevados níveis de homocisteína ao acidente vascular cerebral (AVC), a enfermidades coronarianas e à doença vascular periférica.

Se você não puder tomar...

Como um bônus para todos os benefícios internos que o fermento propicia, é também útil como ingrediente de cosméticos. Estudos realizados pela Universidade de Munique, na Alemanha, revelaram que cremes contendo levedura de cerveja eram altamente eficazes para o tratamento da acne, com 80% dos participantes da pesquisa relatando melhora significativa ao longo de um período de cinco meses.

Doutor Álcool

O álcool é um dos tônicos mais antigos da humanidade e que remonta aos sumérios, os quais descreviam a sensação de que a bebida produz algo "estimulante, maravilhoso e feliz", e aos egípcios, um dos primeiros a transformar a uva em vinho. Eles passaram essa tradição aos gregos, que, por sua vez, a introduziram ao longo do Mediterrâneo. Aproximadamente em 500 a.C., os romanos adotaram tanto a viticultura como o hábito de beber vinho como instituições culturais.

Durante os séculos seguintes, os cientistas começaram a se interessar pelas propriedades do álcool no prolongamento da vida. Notaram que restos de animais ou vegetais não apodreciam quando eram imersos em bebidas destiladas. Se formas de vida elementares podiam ser preservadas nessa *quinta essentia* (termo latino para "quintessência" ou "quinto elemento", a acrescentar ar, terra, fogo e água), eles conjecturavam: será que poderia preservar a vida humana? "Nós chamamos isso de *aqua vitae* e tal denominação é bastante apropriada, pois se trata, realmente, da água da imortalidade", escreveu Arnaud de Villeneuve, um professor francês do século XIII. "Ela prolonga a vida, dissipa os maus humores, ressuscita o coração e conserva a juventude."

Os usos potencialmente medicinais do álcool foram, entretanto, eclipsados por suas qualidades embriagadoras, o que, nos Estados Unidos, conduziu à aprovação da Lei Volstead[1], de 1919, proibindo a venda e o consumo de álcool.

A proibição foi revogada em 1933 e a concepção americana sobre o álcool continuou a se liberalizar. Essa tendência tem sido ajudada por descobertas médicas indicando o que os nossos ancestrais já suspeitavam: quando consumido com moderação, o álcool traz benefícios à saúde. Uma ampla pesquisa realizada pelo Instituto Nacional de Abuso do Álcool e Alcoolismo revelou que beber moderadamente aumenta a longevidade e reduz o risco de doença

1 N.T.: A Lei Volstead tornou-se mais conhecida como "Lei seca".

cardíaca de 25% a 50% nos homens e de 20% a 40% nas mulheres. Outros estudos mostraram que os bebedores moderados sofrem menos hospitalizações e têm índices inferiores de invalidez do que a população em geral, e que esses mesmos bebedores moderados, quando sofrem certos tipos de ataque cardíaco, têm 32% menos probabilidade de morrer da doença do que os abstêmios, bem como 59% têm menos chances de serem vítimas de outro ataque.

Uma das fontes mais saudáveis de álcool é o vinho tinto. Além dos benefícios cardiovasculares inerentes a seu teor alcoólico, também contém flavonoides polifenólicos, como o resveratrol, a quercetina e as catequinas. Essas substâncias, encontradas na casca da uva, agem como antioxidantes. Os flavonoides não são apenas indicados para combater doenças como o câncer e o Alzheimer. Uma recente pesquisa sugere que o resveratrol, especificamente, pode ajudar a combater a obesidade e a retardar o envelhecimento.

Não obstante toda a pesquisa positiva, os especialistas ainda não têm certeza se o consumo moderado de álcool é causa de melhora da saúde ou se trata-se simplesmente de um hábito comum de pessoas já saudáveis. E é fácil acabar consumindo muito de uma coisa boa. O *Dietary guidelines for americans* (Guia de alimentação para americanos) define consumo moderado diário de álcool como uma dose para mulheres e duas doses para homens. (Uma dose equivale a 350 mL de cerveja, 140 mL de vinho ou 40 mL de destilado com alto teor alcoólico.) Acima desse limite, o consumo de álcool deixa de ser regenerador e se torna um fator degenerativo. O abuso de álcool pode levar a cirrose do fígado, anemia, úlcera péptica, distúrbios hemorrágicos e insuficiência cardíaca. (Além disso, os acidentes relacionados ao álcool respondem por cerca de 40% de todas as mortes no trânsito, nos Estados Unidos, a cada ano.)

Considerando os riscos apontados, os modernos defensores do álcool talvez estejam dando à bebida mais crédito do que ela merece. Mesmo assim, embora não seja a chave para a vida eterna, de maneira geral o consumo moderado de álcool é agradável e auxilia a aliviar o estresse – algo que, por si só, ajuda a ampliar a saúde (ver Segredo 22 à página 184).

A levedura também fornece proteína – uma única porção (50 gramas) de levedura de cerveja macerada, 40% a 50% de proteína por peso, oferece 8 gramas de proteínas e 1 grama de gordura por apenas 58 calorias.

Finalmente, a levedura de cerveja também é uma boa fonte de minerais, incluindo o selênio, o cobre, o ferro, o zinco, o potássio, o magnésio e o cromo, todos importantes para a boa saúde.

Apesar de todos os seus benefícios, a levedura de cerveja não é "cura tudo". Sua longa história como um suplemento salutar tem contribuído para a perpetuação de uma miríade de mitos médicos, como sua suposta capacidade de aliviar a ansiedade e a síndrome do túnel carpal, curar a constipação, combater a anemia, melhorar o desempenho físico e manter as pulgas longe de seu cão. Não espere que ela funcione para esses problemas.

Além disso, a levedura de cerveja nem sempre é o melhor caminho para obter muitas das vitaminas e minerais. Por exemplo, a levedura não processada não contém vitamina B12; esse nutriente deve ser acrescentado, portanto sua quantidade vai variar dependendo do tipo de levedura de cerveja que você usa, assim como de quanto tempo o produto ficou exposto na prateleira. Na verdade, o teor de vitamina de todas as leveduras varia, porque os métodos utilizados para cultivar cada uma (isto é, os tipos de alimentos dos quais provém) afetam seu volume de nutrientes.

Outra desvantagem é o gosto – muita gente simplesmente não o suporta. Outras pessoas sofrem reações gastrintestinais adversas. Como a própria Adelle escreve: "Assim como pode não ter gostado do seu primeiro gole de café, você talvez não aprecie o fermento de cara... e, caso a sua digestão seja inferior à da média das pessoas, a levedura pode crescer no seu interior como um zepelim".

Para evitar uma barriga inflada, Adelle e outros recomendam que os iniciantes comecem tomando pequenas quantidades até que o seu organismo se acostume.

Compartilhando o segredo

Três tipos diferentes de *S. cerevisiae* se enquadram na categoria de levedura de cerveja. O primeiro é o fermento biológico ativo usado para fazer vinho ou cerveja. Apesar de conter os mesmos nutrientes que as culturas de levedura, essa forma é viva e não deve ser ingerida como suplemento.

O segundo tipo é um subproduto da fabricação de cerveja e de vinho, que no processo de fermentação foi morto ou desativado; é o que é vendido com mais frequência como suplemento, sob a denominação de levedura de cerveja. Amargos e com sabor de noz, extratos desse tipo de levedura integram a composição dos produtos Vegemite e Marmite, as pastas preferidas de muitos australianos.

O terceiro tipo de suplemento é a chamada levedura nutricional e foi desenvolvido para aqueles que não gostam do sabor da levedura de cerveja. É da mesma espécie, mas, em vez de ser produzida a partir do álcool, é cultivada em um meio baseado em melaço ou em sacarina de beterraba, um processo que reduz o sabor amargo próprio de leveduras cultivadas em cerveja.

Embora possa ser ingerida em forma de pílula, muitas pessoas preferem usar a levedura como um condimento. O livro *The encyclopedia of healing foods* (A enciclopédia de alimentos curadores) oferece as seguintes sugestões para acrescentar leveduras à sua dieta:

- Polvilhe uma colher de sopa de levedura de cerveja sobre cereais quentes ou frios.
- Misture em sopas ou molhos. O sabor combina muito bem com sopa de ervilha ou com qualquer prato feito com molho de tomate.
- Coloque uma colher de sopa nos assados.
- Polvilhe-a na pipoca em vez do sal.
- Salpique uma colher sobre queijo *cottage* ou iogurte.

Acentue o sabor

Para as pessoas que gostam de correr riscos, Adelle Davis criou uma bebida que batizou como "Café da manhã bem temperado". Aqui está a receita integrante de seu clássico de 1954, que já vendeu 1 milhão de cópias, o campeão *Let's eat right to keep fit.*

- ¼ de xícara de leite desnatado, de baixo teor de gordura ou, se preferir, use o integral
- 1 ou ½ colher de chá de levedura (dependendo do quanto você esteja acostumado a usá-la)

- ¼ a ½ xícara de leite em pó (não instantâneo)
- 1 colher de sopa de óleo de soja, de amendoim ou de cártamo ou, então, a mesma quantidade de uma mistura de óleos vegetais
- ½ colher de chá de óxido de magnésio
- 1 colher de sopa de lecitina granulada (mais, se sua taxa de colesterol no sangue estiver acima de 180 miligramas por 100 cc)
- 1 ou 2 ovos, a gosto
- ½ xícara de suco de laranja congelado e não diluído; ou ½ copo de néctar de damasco ou suco de uva ou banana, ou 3 ou 4 colheres de sopa de pedaços de abacaxi ou de frutas silvestres congeladas ou de qualquer fruta de sabor forte

Coloque tudo no liquidificador ou no processador de alimentos, bata bem e beba.

SEGREDO 3

Redução calórica

GEORGE BURNS

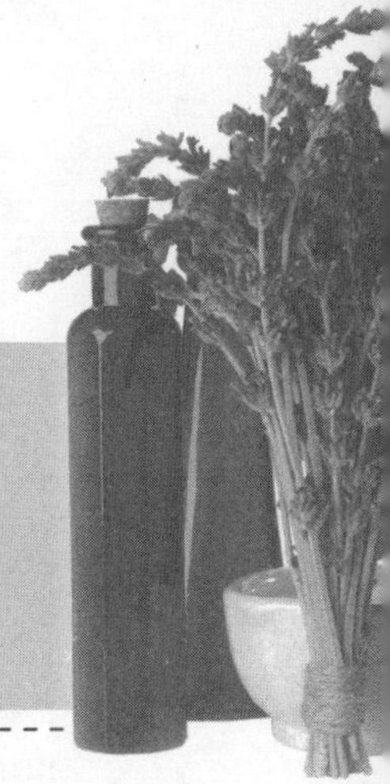

O nome Nathan Birnbaum talvez não signifique muito para você, mas o pseudônimo que ele adotou quando entrou para o *show business* – George Burns – era bem conhecido durante as dez décadas durante as quais ele atuou. Um entre doze irmãos, Burns começou a cantar quando era criança, abandonando a escola na quarta série para se dedicar a uma profissão. Ele estava se apresentando sozinho no teatro de revista – cantando, dançando e contando piadas – quando conheceu Grace Ethel Cecile Rosalie Allen, uma jovem cantora católica; logo depois, ambos perceberam que trabalhavam melhor juntos do que separados e se tornaram Burns e Allen, uma das mais famosas duplas de comediantes do século XX.

A apresentação tornou-se um sucesso. Eles passaram de segunda a primeira maior bilheteria, conseguiram um programa de rádio e, em seguida, na década de 1950, um programa de televisão homônimo que permaneceu em cartaz durante muizto tempo, com grande audiência. A produtora de Burns foi igualmente bem-sucedida, realizando muitos programas de sucesso, do show de Bob Cummings ao de Mr. Ed.

Depois que Gracie morreu, em 1964, com 69 anos, Burns reduziu suas apresentações até 1975, quando apareceu no filme *The sunshine boys* (*Dupla desajustada*), um papel que seu melhor amigo, Jack Benny, que havia morrido

> "Manter uma grande perda de peso é um fenômeno tão comum na medicina americana como um dermatologista empobrecido."
>
> CALVIN TRILLIN, JORNALISTA AMERICANO, HUMORISTA E ESCRITOR DE ASSUNTOS CULINÁRIOS

recentemente, deveria ter representado. Burns ganhou um Oscar por isso e passou a ser convidado para filmes, como a produção de 1977 *Alguém lá em cima gosta de mim* – quando lhe perguntaram como conseguira o papel-título, ele respondeu: "Eu era o mais próximo a Ele em idade" –; *Sargent Pepper's lonely hearts club band* (1988) e *De volta aos 18*, no qual ele representa um homem de 81 anos, embora tivesse acabado de completar seu 92º aniversário.

Burns morreu em 1996, depois de completar seu centenário. Ele era admiravelmente saudável, sobrevivendo a quase todos os seus contemporâneos. Sobre sua idade avançada, ele uma vez comentou: "Eu recebo uma ovação em pé só por permanecer ereto".

Burns também foi autor de dez livros de grande sucesso. Seus agentes literários, Richard Pine e seu pai, Arthur Pine, costumavam viajar até Los Angeles para um almoço anual com Burns, no Hillcrest Country Club. Mesmo quando Burns estava se aproximando dos 90 anos, ele parecia bastante saudável. Depois do almoço, jogava cartas, tirava uma soneca, continuava sua rotina e recebia amigos para o jantar.

"Sempre que o via", lembra Richard, "eu oscilava entre um pouco intimidado e um pouco no céu. Meu pai ficava mais à vontade. Certa vez, durante um daqueles almoços, meu pai observara para Burns como ele era tão robusto, quando perguntou, assim... de repente, do nada: 'George, como é que você permanece tão em forma e saudável? Qual o seu conselho?' Houve uma pausa. Burns deu uma baforada em seu inseparável charuto, exalou e disse, com sua voz grave: 'Coma a metade'."

Os fatos sobre redução calórica

Enquanto grande parte do mundo não tem o suficiente para comer, as pessoas que vivem nos países desenvolvidos têm demais. A obesidade é uma epidemia em muitas nações ocidentais, incluindo os Estados Unidos, onde em 2009 se estimou que 33% da população estava com sobrepeso e 34% era obesa.

> "Eu mantenho minha saúde com dieta. O povo se empanturra com alimentos pesados, desperdiça seu tempo, arruína sua digestão e se envenena... Se os médicos prescrevessem dieta em vez de remédios, as enfermidades de um ser humano normal desapareceriam. Metade das pessoas fica bêbada de comida, todo o tempo. Esse é o segredo da minha saúde."
>
> THOMAS EDISON, INVENTOR AMERICANO

Então, enquanto inúmeras pessoas estão procurando comida, muitas no Ocidente estão tentando parar de comer. Algumas fazem isso por vaidade – em nossa cultura, pouca gente prefere ser gorda. Outras fazem isso por razões de saúde, porque permanecer com sobrepeso pode causar uma infinidade de doenças, de câncer a derrame. E algumas fazem isso pela longevidade, porque uma grande quantidade de novas pesquisas apresenta a redução de calorias como uma ampliadora da expectativa de vida.

Talvez a primeira pessoa a escrever sobre comer menos para conquistar uma saúde melhor tenha sido Luigi Cornaro, que, como mencionamos na introdução, reduziu sua ingestão diária de comida a 340, 400 gramas de alimentos sólidos combinado a 400 mL de vinho. Mais tarde ele reduziu ainda mais essas quantidades e viveu até completar 102 anos.

No início do século XX, em Newburgh, Nova York, um médico chamado William Jones revelou que uma aranha que se abstém de alimento viverá mais do que uma que come normalmente. Essas conclusões se baseavam em estudos da Universidade Cornell, na década de 1930, mostrando que ratos submetidos a uma dieta limitada viviam o dobro do que outros ratos.Cinquenta anos depois, pesquisadores da Universidade da Califórnia, em Los Angeles (Ucla), divulgaram resultados semelhantes envolvendo camundongos; durante a última década, um número crescente de seres vivos, de leveduras a cães, tiveram suas vidas estendidas em laboratório graças à restrição calórica.

Outras pesquisas têm indicado que comer menos tem efeitos positivos sobre a saúde em geral. Estudos recentes da Universidade de Wisconsin revelaram que a restrição calórica em macacos pode resultar em uma diminuição da incidência de enfermidades relacionadas à idade, incluindo as cardiovasculares e o diabetes, enquanto outro trabalho, da Faculdade de Medicina Monte Sinai, de Nova York, também descobriu que macacos submetidos à dieta restrita ficaram menos propensos a desenvolver Doença de Alzheimer.

O Instituto Nacional sobre Envelhecimento conduziu três estudos-piloto sobre restrições de calorias em seres humanos, denominado Calerie, iniciais de Comprehensive Assessment of Long-Term Effects of Reducind Intake of Energy, com 132 homens e mulheres do país inteiro.

Até agora os resultados desses testes de longo prazo ainda não são conclusivos, mas promissores. Vários estudos têm indicado que uma dieta de restrição calórica, em que os participantes ingiram até 25% menos do que comeriam, normalmente reduz o colesterol total, o LDL (mau colesterol), os triglicérides e a pressão arterial.

De acordo com pesquisa da Clínica Mayo, os seguintes benefícios de saúde têm sido demonstrados, para animais submetidos à dieta de restrição calórica:

- Roedores cujo consumo de calorias foi reduzido de 30% a 60% antes de completarem 6 meses de idade aumentaram sua expectativa de vida máxima de 30% a 60%.
- Roedores adultos submetidos a uma redução calórica de 44% aumentaram a sua esperança de vida máxima de 10% a 20%.
- Roedores sob dieta de restrição calórica desenvolveram menos doenças crônicas associadas ao processo de envelhecimento ou retardaram o aparecimento dessas enfermidades.
- Uma dieta com restrição de calorias diminuiu a deterioração dos nervos no cérebro e aumentou a criação de nervos em animais com doenças neurobiológicas, tal como Alzheimer, bem como naqueles que sofreram um derrame.

Apesar desses resultados, alguns pesquisadores acreditam que uma dieta de restrição calórica apenas dispara o mecanismo de sobrevivência em animais que já têm curta expectativa de vida, como os roedores, permitindo que sobrevivam à escassez de alimentos; esses especialistas dizem que ainda não está claro se pessoas que já vivem oito décadas ou mais terão benefícios similares com uma dieta de restrição calórica.

Há um aspecto sombrio no fato de comer menos: você tem de se proteger contra a desnutrição. Geralmente, as dietas de restrição calórica implicam ingerir 20% a 30% menos calorias, mantendo a mesma quantidade anterior de nutrientes. Isso significa que você deve ter cuidado com suas escolhas de alimentos, pois vários estudos têm mostrado que a restrição calórica sem acom-

> **"Barriga cheia é a origem de todo mal."**
>
> BENJAMIN FRANKLIN, ESTADISTA AMERICANO E INVENTOR

panhamento especializado pode causar muitos males, inclusive perda de massa muscular, alterações hormonais, fadiga, diarreia, redução da densidade óssea, cálculos biliares e – não é de causar surpresa – irritabilidade. Imagine como um cachorro se sente quando se retira a maior parte de sua refeição. Seres humanos podem reagir do mesmo jeito.

DIETAS DA MODA

Nem todas as dietas são rigorosas como a da redução calórica. E algumas delas provavelmente até funcionem, especialmente aquelas que requerem sérios compromissos e também envolvem fazer exercícios físicos. Dietas da moda, cientificamente não comprovadas, por outro lado, geralmente prometem grandes resultados sem causar muito efeito.

Não obstante, elas provavelmente existem desde que as pessoas têm ganhado peso. Ninguém pode dizer exatamente quando elas começaram, mas sabe-se que William, o conquistador, rei da Inglaterra no final do século XI, era tão obeso que o rei Felipe, da França, o comparou a uma mulher grávida. Ofendido, William, pelo visto, trancou-se em seu quarto, sem consumir nada, exceto álcool, na esperança de perder a barriga.

Não deu certo; quando William morreu, em 1087, os clérigos mal conseguiram encaixar seu corpo volumoso no sarcófago de pedra. (Curiosamente, uma dieta baseada apenas em bebida voltou à moda na década de 1960 e foi tão eficaz, na época, como tinha sido 900 anos antes.)

Ao longo dos séculos, os regimes de perda de peso se tornaram mais sofisticados, mas nem por isso mais úteis. Em 1820, por exemplo, uma dieta de vinagre e água varreu a Europa, mas, depois de muitos anos de popularidade, feneceu, bem como as teorias posteriores de Horace Fletcher, também conhecido como o Grande Mastigador. Fletcher proclamou que independentemente do que você come, o que importa é mastigar cada garfada 32 vezes. Além de levar à perda de peso, considerava-se que esse método tornaria seus praticantes mais fortes e menos propensos à constipação.

No começo do século XX, vendedores de remédios patenteados ofereciam pílulas que diziam conter determinados germes, os quais, uma vez instalados no intestino, se dizia que ajudariam seus anfitriões a lutar contra o desejo de comer demais. Embora provavelmente aquelas pílulas não contivessem germe nenhum (não que você realmente desejasse um), ainda hoje surgem histórias de pessoas dispostas a ingerir criaturas vorazes: talvez a tênia mais famosa do mundo tenha sido aquela que, segundo boatos, teria vivido no interior do corpo da cantora de ópera Maria Callas.

O tabagismo foi outra insólita dieta da moda do século XX. A empresa de tabaco Brown & Williamson afirmava às pessoas que seus cigarros Kool mantinham as cinturas finas, as mentes limpas e os corpos protegidos contra resfriados. Da mesma forma, em 1925, o fabricante da marca Lucky Strike sugeria aos fumantes: "Queira um Lucky em vez de um doce".

As companhias de cigarro não eram as únicas a tentar criar uma demanda de massa para seus produtos. Em 1934, a United Fruit Company endossou o trabalho do doutor George Harrop, que pregava uma dieta baseada no consumo de leite desnatado e bananas. Outras dietas da moda também se constituíam principalmente de um só tipo de alimento, como a sopa de repolho ou de galinha, a toranja, os limões...

Talvez a dieta mais difícil de seguir fosse aquela que oferecesse os resultados mais rápidos (ao menos em termos de perda de peso): a dieta do ar. Os "respiratorianos" acreditam que a comida e até mesmo a água talvez não sejam necessárias; afirmam que os seres humanos podem sobreviver ingerindo apenas prana, a força vital do universo.

Além disso, nem todos os pesquisadores da limitação de calorias têm chegado à mesma conclusão. Alguns de seus trabalhos não demonstraram nenhum benefício e outros cientistas se perguntam se os resultados positivos obtidos não derivaram apenas da diminuição do consumo de calorias, mas sim de algum outro aspecto relacionado a alimentar-se com um volume mínimo. Por exemplo, dietas ricas em calorias podem causar um desequilíbrio na flora intestinal, ao contrário do que ocorre com as de baixas calorias; entretanto, muitos acreditam que pode haver melhores formas de evitar isso.

Há, ainda, a questão de concluir se a restrição calórica deve começar precocemente, em termos de idade, para ser efetiva ou se pode começar a qualquer momento na vida e mesmo assim produzir resultados.

Finalmente, resta o fato de que poucas pessoas estão querendo comer apenas a metade da comida que está em seu prato. Elas querem devorar tudo.

Compartilhando o segredo

Se George Burns podia, você também consegue. Mas tenha cuidado. Se decidir pela redução de calorias, assegure-se de que você tenha uma alimentação consistente do ponto de vista nutricional. Limitar-se a refeições pobres em calorias consistentes, como, por exemplo, de refrigerantes *diet* e aipo não é algo que lhe dará as vitaminas e os minerais de que necessita a cada dia. E considere também a possibilidade de incluir suplementos e vitaminas se sua dieta cuidadosamente planejada não contiver tudo o que você precisa para manter-se saudável.

O estudo de Susan Roberts, professora da Escola Friedman de Ciência da Nutrição e da Política, da Universidade Tufts e autora de *The "I" diet* (A dieta "eu"), sobre a redução calórica, pede um corte de 25% de calorias, mas ela acredita que isso pode ser feito a qualquer momento em que a pessoa desejar, contanto que se sinta confortável – alimentando-se com uma refeição completa um dia para, depois, cortar as calorias na próxima, ou, uma vez por dia, comer uma quantidade normal, para depois reduzir o volume em outros momentos. Ainda assim ela diz que pessoalmente aposta na consistente e diária redução de calorias como o melhor caminho.

Aqui estão algumas dicas da Sociedade de Restrição de Calorias, fundada em 1993:

- *Evite açúcares simples e farinhas.* Ambos contêm poucos nutrientes para seu conteúdo calórico. Também têm alto índice glicêmico, o que significa que seu corpo rapidamente os absorve, fazendo com que pouco tempo depois você fique querendo mais.
- *Coma folhas verdes (salada) e vegetais.* Os vegetais contêm maior teor de variedade de nutrientes em relação a seu conteúdo calórico do que qualquer outro grupo de alimentos. Em volume (e muitas vezes por

calorias), os vegetais constituem o principal componente de muitas dietas de restrição calórica, mas pobres em nutrientes.

- *Selecione com cuidado suas fontes de proteína e de gordura.* Ambas são macronutrientes necessários, mas a sua forma pode ter uma influência significativa sobre os fatores de risco de uma pessoa para grande variedade de doenças.
- *Assegure-se de ingerir proteína suficiente, mas não abundante.* A recomendação costumeira para a ingestão total de proteínas varia de 0,6 a 0,8 grama por quilo de peso corporal e algumas indicações são mais altas. Essa, provavelmente, é a mínima.
- *Escolha gorduras monoinsaturadas, evite as saturadas e consuma alguma quantidade daquelas com ômega-3.* Entre os alimentos que contêm gorduras monoinsaturadas estão o azeite, as amêndoas, as avelãs e os abacates. A maior parte de sua ingestão de gordura deve vir desses alimentos. Uma quantidade muito pequena de gordura deve vir na forma de ácidos graxos ômega-3, encontrados em peixes gordurosos (salmão, por exemplo) e óleo de linhaça. Cuidado: alimentos gordurosos, mesmo os mais saudáveis, são ricos em calorias, por isso trate de monitorar cuidadosamente seu consumo, para permanecer dentro de sua meta de calorias.

O menu reduzido de George Burns

Burns escreveu sua suposta dieta no livro *How to live to be 100 – Or more* (Como viver até os 100 – Ou mais.), em 1983. O que é realmente divertido, hoje, é a quantidade de pessoas que aceitam isso e acham que ele estava falando sério.

Café da manhã

- 1 copo pequeno de suco de laranja
- Tigela de cereal com leite
- 2 xícaras de café preto

Eu deixo o cereal de molho no leite, então fica um pouco empapado. Assim, não faz barulho quando eu estou comendo, ainda estou muito cansado por ter feito exercícios na noite anterior.

Almoço

- 1 tigela de salmão enlatado com vinagre branco e limão
- 1 *muffin* inglês, torrado
- 1 xícara de café preto
- *Muffins* ingleses geralmente vêm fatiados horizontalmente, em metades. Eu gosto que cada metade seja cortada da mesma forma, assim o *muffin* tem quatro fatias. Dessa forma, eu como duas e ainda assim apenas meio bolinho.

Jantar

- 1 tigela de sopa
- Salada de diversas folhas verdes
- Peixe grelhado
- Dois vegetais
- Uma fatia de pão com manteiga
- 1 xícara de café preto
- sorvete

Se é peixe de carne branca, eu como vegetais verdes. Verde e branco combinam muito bem. Mas se o peixe é uma cioba vermelha, então não como vegetais verdes. Como moranga amarela, embora eu odeie. Eu não suporto uma refeição em que as cores não combinam.

SEGREDO 4

Canja de galinha

MINHA PROFESSORA DA SEXTA SÉRIE

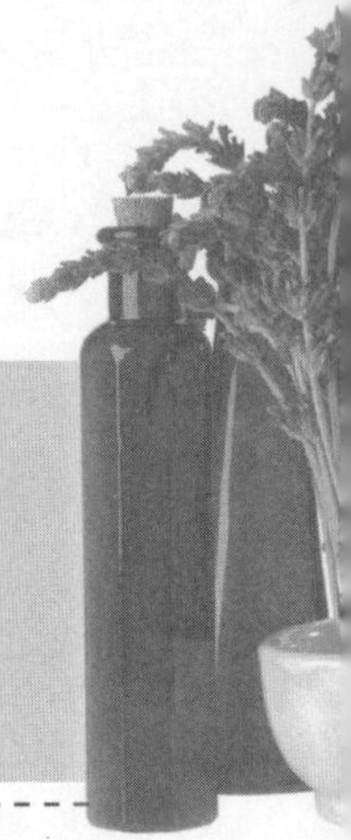

Quando eu estava na escola elementar, o ponto alto de qualquer ano era a vinda de um professor substituto. Não familiarizado com os estudantes, incapaz de controlar a classe e, muito menos, de solicitar qualquer atividade, o desgastado e triste substituto representava a coisa mais próxima que tínhamos de um dia de folga, enquanto ele permanecia sentado na sala de aula.

Infelizmente, nenhum aluno de dona Goddell tinha esse privilégio. Uma professora severa, à moda antiga, ela nos manteve esperando pelo dia em que não aparecesse. Até onde sei, a senhora Goddell nunca perdeu um só dia de escola em sua vida. Uma vez ela disse que também nunca tinha perdido nenhum como aluna, ou seja, passou seis décadas sem nunca ficar doente, apesar de passar todos os seus dias de trabalho exposta a incontáveis acessos de tosse e espirros de crianças. Além dos profissionais da saúde, poucas pessoas passam mais tempo entre enfermos do que os professores.

A primeira vez que eu fiquei em casa, passando mal, enquanto estava na sexta série, voltei no dia seguinte ainda tossindo e assoando o nariz. Ela me recomendou tomar canja de galinha. Quando perguntei por que, ela explicou que consumir algumas tigelas de canja de galinha por semana preveniria resfriados. Ela havia aprendido isso com sua mãe, que aprendera com a mãe dela, que – pelo que sei – ouviu isso de muitas gerações de consumidores de canja de galinha.

Uma vez, na hora do almoço, eu a peguei tomando sopa em sua mesa de trabalho, em uma tigela de porcelana, que devia ter trazido de casa. O aroma da sopa fumegante, cheia de especiarias, frango e legumes, permaneceu no ambiente durante a tarde inteira, levando-nos a esperar que o surgimento da sopa significasse que ela estava prestes a ficar doente. Continuem sonhando, ela nos diria.

Os fatos sobre a canja de galinha

A canja de galinha provavelmente tem feito parte da dieta humana desde que existem galinhas e sopa. Foi prescrita para resfriados, no antigo Egito, e continuou a ser considerada um poderoso medicamento da Antiguidade até a Idade Média. O médico persa Avicena, do século X, era um de seus defensores, da mesma forma que foi Moisés Maimônides, um médico judeu do século XII, que também a recomendava para quem sofria de hemorroidas, constipação e hanseníase. A canja de galinha se tornou conhecida como "penicilina judaica".

Ao longo dos anos, tanto médicos como mães têm recomendado canja de galinha, apesar da falta – até recentemente – de prova científica sobre sua eficácia. Como foi divulgado, no ano 2000, pela revista médica *Chest*, pesquisadores do Centro Médico da Universidade de Nebrasca descobriram que o conjunto de vitaminas e nutrientes contido na canja de galinha tem efeito anti-inflamatório, retardando o crescimento dos glóbulos brancos chamados neutrófilos, que estimulam a liberação de muco. Menos quantidade de neutrófilos equivale a menos sintomas de resfriado.

Da mesma forma, de acordo com o especialista Irwim Zimente, médico, da Faculdade de Medicina da Universidade da Califórnia, em Los Angeles (Ucla), a canja de galinha contém agentes semelhantes aos modernos remédios contra resfriados. Por exemplo, um aminoácido liberado durante o cozimento do frango se parece, quimicamente, com a droga acetilcisteína, prescrita para bronquite e outras doenças respiratórias.

Uma nova pesquisa japonesa, publicada na revista *Journal of Agricultural and Food Chemistry*, demonstra que a canja de galinha pode até combater a pressão arterial elevada, porque o peito de frango contém proteínas de colágeno, que surtem efeitos semelhantes aos inibidores da enzima conversora de angiotensina (em inglês, ECA, *angiotensin- conversin-enzyme*), os medicamentos mais populares no tratamento da pressão alta. O pesquisador Ai Saiga e seus colegas testaram o colágeno de origem galinácea em ratos de laboratório e relataram a descoberta de uma redução significativa e prolongada da pressão arterial.

Finalmente, o vapor da canja de galinha abre o peito e o nariz congestionado, razão pela qual ao longo de séculos os médicos têm recomendado líquidos quentes, de água a ensopados complexos, para aliviar os sintomas de resfriado.

Conclusão: ainda não há nenhuma prova absoluta de que a canja de galinha possa prevenir um resfriado, mas há muitas evidências de que pode aliviar seus sintomas. Seus outros poderes ainda estão sendo investigados.

A galinha ou a sopa?

Outra linha de pesquisa sobre canja de galinha indica que a galinha pode não importar tanto como o resto dos ingredientes da sopa. Alguns temperos, como o curry, a pimenta e o alho, podem ajudar a aliviar a tosse, diluindo o muco; esses sabores têm sido usados há séculos para tratar de doenças respiratórias, devido às suas diversas propriedades antibióticas, antivirais e antifúngicas.

E quando a canja de galinha tem vegetais como cebola, cenoura, nabo, aipo e salsinha, o caldo é uma potencial panaceia. Cebolas, por exemplo, têm proteína, cálcio, enxofre (que contêm componentes com propriedades anti-inflamatórias e óleo antibiótico alicina) e algumas vitaminas, incluindo as C, E e do complexo B e A, estas últimas ajudam a combater infecções por reforçar as ações dos glóbulos brancos que destroem bactérias e vírus prejudiciais. Cenouras são uma excelente fonte de betacaroteno, que o corpo converte em vitamina A. Nabos também são ricos em betacaroteno e protegem as mucosas (especialmente dos pulmões e do trato intestinal) contra células cancerígenas e danos dos radicais livres. O aipo tem sido há muito utilizado para promover o relaxamento e o sono, fatores importantes na luta contra o resfriado, e seus altos teores de ferro e magnésio são benéficos para as células sanguíneas. Além disso, devido às suas propriedades antiespasmódicas, o aipo é providencial para o tratamento de doenças pulmonares, como asma e bronquite. E, finalmente, a salsa contém dois componentes que parecem ser úteis para a saúde: óleos voláteis e flavonoides, um tipo de polifenol.

Compartilhando o segredo

Se você quiser se sentir saudável agora mesmo, cozinhe uma grande panela de sopa.

Canja de galinha

Duas galinhas (de 1,5 quilo a um 1,8 quilo cada uma), com pescoço e moela, mas sem fígado, cortadas em pedaços

- 1 quilo de cenoura (sim, 1 quilo, não uma cenoura)
- 2 cebolas grandes, cortadas pela metade
- 5 talos grandes de aipo, com as folhas, cortados em metades
- 2 nabos grandes
- 1 batata-doce pequena (de mais ou menos 170 gramas), cortada pela metade
- 1 nabo (mais ou menos 170 gramas), cortado pela metade
- 1 nabo amarelo (de mais ou menos 170 gramas) cortado pela metade
- 1 raiz de aipo pequena, cortada pela metade (opcional)
- ½ pimentão verde grande, sem o talo e as sementes
- ½ pimentão amarelo, sem o talo e as sementes
- 2 maços grandes de dill, picados grosseiramente (mais ou menos 1 ½ xícara)
- ½ maço de salsinha, picada grosseiramente (mais ou menos ¼ de xícara)
- 3 dentes de alho
- Sal kosher (grosso) e pimenta-do-reino a gosto
- Dill picadinho, para servir (opcional)

1. Coloque os pedaços da galinha em um caldeirão e adicione água quase até cobrir tudo. Deixe cozinhar até o ponto de fervura, reduza a chama e retire a espuma que se forma na superfície. Adicione todos os demais ingredientes (menos o dill picado opcional) e certifique-se de que a água seja suficiente para cobrir cerca de dois terços dos legumes. (A maioria das receitas recomenda que você cubra completamente os ingredientes. Nada disso! Você quer um elixir dos deuses ou um chá fraco? Conforme a sopa

vai cozinhando, os vegetais murcham e logo ficarão cobertos. Oito a dez copos de água, ao todo, são suficientes para este caldo saboroso.) Cozinhe em fogo lento, com o caldeirão tampado, durante cerca de uma hora e meia ou até que a galinha (ou frango) esteja cozida.

2. Retire a galinha e mais ou menos metade das cenouras; reserve.

3. Coe o caldo em uma peneira fina, em outro recipiente ou panela, amassando os legumes para extrair todo o seu sabor. Raspe o que ficou na parte inferior da peneira com uma espátula e adicione a polpa no caldo. Descarte as fibras que restaram dos vegetais. Se você preferir algo bem ralo, passe tudo por um coador de chá mais fino, mas perderá um pouco do sabor. Cubra a sopa e leve à geladeira por uma noite.

4. Quando quiser servir o caldo, retire e descarte a gordura congelada que permanecer na superfície. Aqueça novamente, adicionando mais dill, se desejar (e eu quero). Corte as cenouras reservadas em fatias, adicione à sopa e sirva.

Rendimento: cerca de 3 litros.

Você pode ter dois resfriados ao mesmo tempo?

As pesquisas dizem que sim. A maioria dos resfriados é causada por algo chamado rinovírus, que pode ser de diferentes cepas. Você não apenas pode contrair mais de uma delas ao mesmo tempo, como também pode ocorrer que dois tipos de vírus invadam a mesma célula simultaneamente, de maneira que seus DNAs se misturem, produzindo um tipo totalmente novo de vírus, usando justamente as suas células como incubadoras.

Entretanto, como só recentemente a ciência confirmou que isso pode acontecer, ainda não há dados a respeito da possibilidade dessa nova combinação de resfriado lhe ocasionar sintomas piores do que aqueles que você já sente.

A boa notícia: você pode matar três resfriados com uma só tacada. Como você contraiu esses vírus, seu corpo tratará de curar-se fabricando anticorpos contra um vírus específico que, na sequência, permanecerá em seu sistema imunológico, pronto para combater o novo tipo de resfriado, caso os vírus tentem atacar de novo.

Reduza o sal

O tempero mais comum que as pessoas colocam em sua canja de galinha é o sal. Fazendo isso, você pode estar anulando os benefícios da sopa.

Um pouco da origem: sal, ou cloreto de sódio, é o único tipo de pedra que os seres humanos consomem regularmente – e têm feito isso por milênios.

Os arqueólogos encontraram evidências de que o sal tem sido produzido no mínimo ao longo de 8 mil anos; sabemos que quase todas as culturas ancestrais eventualmente encontraram formas de extraí-lo ou de comercializá-lo.

O sal foi um produto muito valorizado até o século XVII, quando as brocas de mineração e o maior desenvolvimento da geologia revelaram que seria possível encontrá-lo na natureza. Desde aquela época, os problemas associados a ele envolvem mais o excesso do que a escassez.

O sal é vital para o funcionamento do organismo humano: ajuda a manter o equilíbrio dos fluidos no interior das células, regula a pressão sanguínea, transporta nutrientes e oxigênio e transmite impulsos nervosos na forma de correntes elétricas. Sem ele, o corpo seria incapaz de digerir alimentos, eliminar resíduos das células, regular a pressão arterial ou contrair e relaxar os músculos.

Como o sal é onipresente – encontrado em quase todos os alimentos –, é fácil suprir sua necessidade diária de sódio consumindo uma dieta balanceada. O problema é que a maioria das pessoas consome sal demais. O efeito mais comum dessa hiperingestão é a alta pressão sanguínea (hipertensão) que faz o coração trabalhar demais, aumentando o risco de doença cardíaca e ataque do coração. De acordo com a Organização Mundial da Saúde, em 2003, a hipertensão causou cerca de 4,5% das doenças globais da atualidade.

Um estudo de 2009, do Centro de Controle de Doenças, concluiu que uma pessoa não deve consumir mais de 5 gramas diárias de sal por dia. Entretanto, a média de consumo habitual está estimada em mais de o dobro disso. Um estudo divulgado na revista *New England Journal of Medicine*, em fevereiro de 2010, concluiu que a redução de 3 gramas por dia na dieta poderia prevenir, em média, 44 mil mortes por ano.

Mesmo assim, não é tão fácil como parece cortar 1 grama de sal. Apenas 11% do sódio que os americanos ingerem vem do saleiro ou é adicionado durante a preparação dos alimentos. O restante está incluído nos alimentos processados. Algumas quantidades aproximadas:

- Canja de galinha com macarrão em lata (uma xícara): 1,1 grama
- Queijo cottage (uma xícara, 1% de leite integral): 0,9 grama
- Sopa de vegetais em lata (uma xícara): 0,8 grama
- Milho em lata (uma xícara): 0,5 grama
- Um bagel (de tamanho médio, integral, de cebola, semente de papoula ou de gergelim): 0,4 grama

O sal, entretanto, não pode ser responsabilizado por todos os problemas de pressão arterial alta. Segundo a Associação Americana do Coração, as causas diretas de até 90% dos casos de hipertensão são desconhecidas. Muitos outros fatores – incluindo a obesidade, a falta de exercício físico, a predisposição genética, o consumo excessivo de álcool, o diabetes, as doenças renais e a velhice – também contribuem.

Nova pesquisa também indica que uma grande porcentagem de adultos parece capaz de consumir sal em excesso, sem que isso afete a sua pressão arterial. E, como as pesquisas indicam que quase todos os efeitos do sal sobre a saúde se relacionam com o coração, ainda não está claro como esse mesmo fator influi sobre o resto do corpo.

No entanto, com base no que a ciência já sabe, o excesso de sal provavelmente é perigoso, por isso, quando você for temperar a canja de galinha, pense em pimenta, manjericão, tomilho, louro, alho, salsa, alecrim – muitos condimentos, pouco sal.

SEGREDO 5

Banhos frios

NATE HALSEY

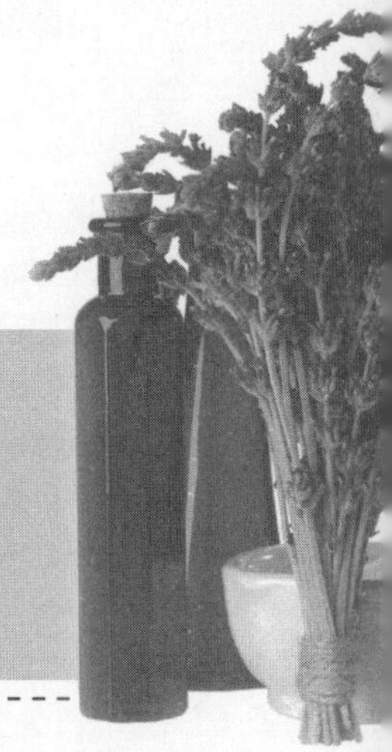

Halsey reage a um desafio. Ao longo de seus 38 anos, ele pulou de *bungee jump*, na África do Sul; andou de asa-delta nos Alpes Franceses; saltou de paraquedas no Colorado. (*Bungee jumping* era o que mais o assustava.) Escalou rochas; fez mergulho submarino; integrou uma equipe de 12 pessoas para uma corrida de revezamento de 32 quilômetros; participou de cinco maratonas; e completou um percurso Outward Bound de canoagem, que durou três semanas, incluindo um trajeto solo de três dias, durante os quais ele não se alimentou. Viajou de bicicleta pela costa da Suécia; caminhou até o acampamento de base do Monte Everest; e visitou cinquenta países. (Hoje ele viaja principalmente como consultor de negócios, baseado na cidade de Boston, na tentativa de levar energia renovável para comunidades de áreas rurais nos países em desenvolvimento.)

O único desafio que Nate encontrou mais dificuldade para vencer foi o segredo de sua excelente saúde: todos os dias, antes de ir para o trabalho, ele toma uma ducha gelada.

Nate teve a ideia de fazer isso há uma década, a partir da vivência de um amigo alemão que tinha sido aluno de um internato antiquado, onde todas as manhãs ele e seus colegas eram forçados a tomar duchas frias como uma forma de disciplina. O amigo jurava que essa era a razão pela qual ele nunca ficava doente.

Ele, que às vezes caía de cama, quis experimentar. Era desagradável: "A primeira ducha foi muito dolorosa. Eu fiquei realmente tenso, fechei os olhos e entrei. No dia seguinte, eu não fiz isso. Aquilo me parecia demais, mas depois eu decidi me desafiar de novo, e de novo e agora é uma rotina".

A questão básica é que não se trata de mimar-se. "A experiência não é prazerosa. O prazer vem depois que a ducha termina. Não preciso beber café – fico totalmente revigorado. E é ecológico – não requer eletricidade nem aquecedor de água."

Nate acredita que se você tomar um banho quente no inverno e depois sair no frio, vai enfraquecer o seu corpo, porque ele terá de queimar muito mais energia para se equilibrar, o mesmo resultado vale também para o sistema imunológico.

Ele também diz que é algo excelente para a pele, que não fica tão seca como quando ele tomava banhos quentes. "Um velho amigo me disse que Paul Newman mergulhava seu rosto em uma bacia de água gelada várias vezes, todas as manhãs, para manter sua pele esticada e saudável. Eu não me importaria de parecer com Paul Newman."

Os fatos sobre as duchas geladas

Pense a respeito: duchas geladas existem há muito mais tempo do que as quentes. Mas nem sempre foram consideradas salubres. Eram a única opção.

O conceito de hidroterapia, ou de usar a água para tratar doenças, era comum no antigo Egito e nas civilizações romanas e gregas. O ancestral médico grego Hipócrates prescrevia águas de nascente para enfermidades. No Oriente, durante os últimos 5 mil anos, os praticantes de ioga têm recomendado banhos de água gelada para aumentar a imunidade contra os resfriados; a tradicional medicina chinesa usa água gelada para a cura; e até hoje as pessoas que professam a fé xintoísta no Japão ficam sob cachoeiras geladas como parte de uma prática de meditação chamada *misogi*.

No mundo ocidental, a pessoa mais famosa que promoveu a terapia da água foi um padre alemão, Sebastian Kneipp, que, na década de 1860, alegou ter-se curado de uma doença pulmonar terminal tomando banho no gelado rio Danúbio. Sua última prescrição se concentrava em um regime de alternância de banhos gelados e quentes; seu livro, *My water cure* (Minha cura pela água), de

1886, é publicado até hoje. (Na Noruega, Kneipp é mais famoso por sua receita de pão de trigo integral: *Kneipbrød.*)

Outros também promoveram a cura pela água fria ao longo dos séculos XVIII e XIX, do fazendeiro austríaco Vincent Priessnitz ao inglês Sir John Floyer, que escreveu *Psychrolousía.* Ou *The history of cold bathing, both ancient and modern* (Psychrolousía. Ou A história do banho gelado, tanto antiga como moderna.) Um dos mais famosos recentes campeões da ducha fria é o espião ficcional James Bond, que sempre começa seu banho com água quente, mas alterna para fria no final. Na indústria do *spa*, esse tipo de banho é conhecido como ducha escocesa.

Ainda assim, a cura pela água fria se eclipsou na era do luxo, dos banheiros bem equipados. Está, porém, retornando.

Seus defensores afirmam que banhos frios:

- Aumentam a circulação,
- fortalecem a pele,
- reforçam o sistema imunológico,
- melhoram o seu humor e
- revigoram o corpo.

Dar sustentação a essas propostas é um crescente, mas mesmo assim muito reduzido, conjunto de literatura científica, a maior parte originária do norte da Europa, lar da terapia da água gelada, onde um estudo de 1987 comparou um grupo de pessoas que tomam banho frio com outro, de controle, durante seis meses, descobrindo que os resfriados no primeiro grupo eram "significativamente em menor número, mais leves e duravam ligeiramente um pouco menos".

Outro estudo, realizado em Praga, na República Tcheca, envolveu mergulhar homens em boa forma física em água fria, para observar se essa prática reforçava sua resposta imunológica. Os pesquisadores perceberam que houve um aumento da contagem de células brancas, embora tenham advertido que as implicações de suas descobertas ainda precisavam ser estudadas. E na Faculdade de Medicina da Universidade Humboldt, em Berlim, os médicos sustentam que a exposição do corpo a regimes de intenso calor seguido de frio intenso (como pode ser vivenciado por alguém ao rolar na neve, depois de permanecer em uma sauna) aumenta a resistência às infecções respiratórias.

A exposição à água fria também pode aumentar os níveis de um dos antioxidantes naturais do corpo – a glutationa –, como revelou um estudo, em Berlim: nadadores que ficaram na água gelada elevavam os níveis básicos dessa substância. Os pesquisadores formularam a hipótese de que essa é uma forma de "aquecimento corporal", um processo em que o organismo se adapta a certos estímulos (como água fria) pela expansão de sua tolerância ao estresse. De qualquer forma, nadadores anuais de Berlim (justamente os que entram em águas geladas durante o inverno) sofrem metade das infecções de tórax do que as outras pessoas, dizem os médicos do Hospital Herzog-Julius, em Bad Harzburg, na Alemanha.

Embora o banho frio seja considerado, há muito tempo, como um assassino da libido, a verdade pode ser exatamente o contrário. Um estudo do Instituto de Trombose, de Londres, revelou que, além de benefícios à saúde como o aumento da circulação, imersões diárias em água gelada estimulam os testículos a produzir mais esperma.

Ainda assim, os banhos frios têm detratores. O doutor Rick Kellerman, chefe do Departamento de Medicina da Família da Faculdade de Medicina Wichita, da Universidade do Kansas, afirma: "A única razão pela qual eu posso pensar em tomar um banho frio é o valor que isso tem de fazer você despertar de manhã. Eu não conheço nenhuma pesquisa americana que demonstre que beneficie a saúde, mas se eu tiver um paciente que tome e disser que se sente bem, não posso ver nada de mal nisso, exceto na rara possibilidade de exagerar no frio até que a pessoa fique ofegante ou tenha um problema cardíaco".

Compartilhando o segredo

A melhor maneira de tomar um banho frio, segundo Nate: abra a torneira do chuveiro por cerca de 30 segundos, ou o tempo suficiente para molhar o cabelo, feche a torneira. Agora lave o cabelo com xampu. Ensaboe bem. Abra a torneira novamente. Entre embaixo do chuveiro por menos de 30 segundos, enxaguando o cabelo e molhando a pele. Feche a torneira e saia. Ponha o condicionador. Abra a torneira, entre e enxágue o corpo e o cabelo.

Tudo isso deve demorar cerca de cinco minutos.

Algumas advertências: não entre na água de uma só vez, permanecendo ali, porque pode dificultar a circulação. As pessoas que são extremamente magras talvez não consigam tolerar banhos frios da mesma forma. Consulte seu médico se tiver algum problema de saúde, como a Doença de Raynaud ou dificuldades com a pressão sanguínea.

Limpando a cabeça

Pouco importa se você tomar banho frio ou quente se não cuidar bem de seu chuveiro. De acordo com um estudo publicado em 2009, no *Proceedings of the National Academies of Science*, milhões de microbactérias podem ser encontradas em um chuveiro, solidamente imersas no limo que ali fica depositado. O estudo revelou que cerca de 20% de todas as amostras de chuveiros continham microbactérias, no mínimo cem vezes mais do que era esperado – uma descoberta preocupante, porque certas linhagens de bactérias podem causar doenças pulmonares –, e ainda bactérias aeróbias, fáceis de serem inaladas.

De acordo com os pesquisadores, isso não é um problema para a média das pessoas, mas sim para aquelas cujo sistema imunológico é fraco e que, por isso, devem trocar seus chuveiros a cada seis meses.

SEGREDO 6

Desintoxicação

PHILIP DAMON

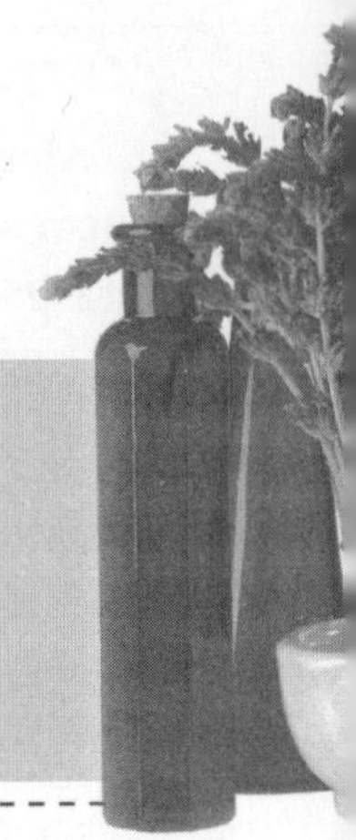

Aqui está algo que poucas pessoas podem dizer: Phil Damon acorda todas as manhãs com o hálito agradável. Ele não usa desodorante, não muda suas meias ou cuecas todos os dias. Ele não tem nenhum odor corporal. Toma banho só duas vezes por semana. (A esposa dele atesta essas afirmações.)

Ele credita tudo isso à desintoxicação.

Phil nasceu em 1937, em Chicago. Seu obeso pai bebia, fumava e tinha uma inclinação por alimentos pesados; morreu aos 45 anos de complicações com pressão alta e ataque cardíaco. A mãe dele morreu aos 50 anos de câncer de cólon. Segundo Phil, "eles eram exemplos da morte por equívoco dietético". Mas, durante a primeira parte da sua vida, ele seguiu os passos de seus pais, exceto pelo fato de que ele não fumava.

Quando Phil tinha 30 anos, estava acima do peso e era vítima de terríveis alergias; então, em 1969, ele recebeu um diagnóstico de melanoma e com expectativa de vida estimada para um ano. Sobreviveu ao câncer, mas enfrentou uma tremenda batalha com hemorroidas. Relutante em passar por uma cirurgia para extração do problema, ele seguiu um conselho de um proctologista e cortou a farinha branca e o álcool de sua dieta. Ao longo de dois meses os sintomas desapareceram completamente. "Se foi possível me recuperar de hemorroidas por meio de dieta, o que mais seria possível?", Phil se perguntava.

Nos anos 1970, Phil estava ensinando no Havaí, onde havia muitas pessoas procurando por terapia holística e conscientização espiritual. Ele testou diferentes tradições religiosas e práticas saudáveis, de maneira que acabou encontrando uma forma holística de vida, autoconsciência, assim como a desintoxicação física – o processo metabólico no qual as qualidades nocivas de um veneno ou uma toxina são minimizadas pelo corpo. A desintoxicação, ele disse, "permitiu-me retornar a algo próximo de um estado de pureza natural", no qual o organismo pode exercitar sua inteligência original e a função para a qual evoluiu: "estar em harmonia com a natureza".

A toxificação – quando os venenos se acumulam em nossos corpos – é um processo tanto ativo quanto passivo. Por um lado, todos nós estamos sujeitos a produtos tóxicos (venenos sintéticos) e toxinas (substâncias perigosas encontradas na natureza) sobre os quais temos pouco controle: emissões de chaminés, chuva ácida, agrotóxicos, água contaminada. Por outro lado, o que compramos no supermercado ou comemos no restaurante é uma escolha, da mesma forma que os produtos que usamos.

O regime de desintoxicação particular de Phil envolvia comer alimentos magros, frescos e frequentemente crus: "Quanto mais gorda, processada e adulterada for nossa dieta, mais quantidade dessas substâncias ficará retida em nossos corpos. Os órgãos se estressam pelo esforço de eliminar as moléculas tóxicas. Quanto menos concentrada a dieta, mais eficiência haverá em sua eliminação – o que acontece a partir do sangue para os intestinos, bexiga, pulmões e pele –, fazendo, assim, com que os tóxicos não fiquem retidos nas células".

Colônicas

A irrigação colônica, também conhecida como hidroterapia do cólon, é a prática de lavagem dessa parte do intestino com água quente filtrada para despregar e remover resíduos acumulados. Os defensores das colônicas acreditam que a matéria fecal adere às paredes do cólon, endurece, impede a função do órgão e conduz à absorção de toxinas pela corrente sanguínea, através das paredes do próprio cólon. Pense nisso como um clister radical (os clisteres ou enemas geralmente só limpam a parte inferior do cólon com uma infusão de água, enquanto a colônica limpa o órgão inteiro usando múltiplas infusões).

Uma sessão típica começa com a terapeuta de cólon inserindo um espéculo no ânus do paciente. Esse instrumento é ligado a uma mangueira plástica, proveniente de uma máquina de hidroterapia contendo água morna (às vezes misturada com ervas ou outros líquidos). Depois que a água é bombeada para dentro, o cólon reage empurrando o líquido e as fezes soltas para fora através do mesmo tubo, em uma reação conhecida como peristáltica.

O processo geralmente dura cerca de uma hora. Muitas pessoas estão dispostas a pagar um bom dinheiro para fazer isso regularmente. Será que faz algum bem? Esse é um debate aberto, mas muitos médicos não acreditam, pois isso envolve riscos, incluindo a possibilidade de que, junto com o que é ruim, você elimine também o que é bom – os organismos amigáveis que ajudam seu corpo a ficar forte.

Quando Phil, que agora vive em Bellingham, Washington, começou, dizia: "Eu cortei os alimentos devagar. Ainda como um pouco de carne, mas não cachorro-quente, carne de porco e partes gordas – apenas hambúrgueres magros em pães de trigo integral com alface, tomate e cebola. Mudei do arroz branco para o integral (um grande negócio) e da farinha branca também para a integral. Logo os brotos se tornaram uma parte importante de suas refeições – algo em torno de 100 gramas, que ele comia todas as noites, antes de ir para a cama.

Colocar as coisas certas em seu corpo foi apenas parte da batalha. Durante muitos anos Phil também tentou jejuns de desintoxicação, a maioria baseada apenas na ingestão de sucos, bem como "dezenas de tratamentos de uma semana, duas, três e alguns de um mês", para desintoxicar seus intestinos.

Pela realização de clisteres e lavagens ocasionais, ele também considera ter desintoxicado seu cólon, aprendendo até mesmo a permanecer com um quarto de água em seu intestino "para facilitar a descarga".

Os fatos sobre a desintoxicação

No momento em que você lê este livro, há uma infinidade de substâncias circulando por seu corpo, e que não deveriam estar aí – e que, em quantidade suficiente, podem levar à doença. Livrar o organismo desses alienígenas é o princípio que está por trás da desintoxicação.

Essas substâncias tóxicas incluem químicas, metais, detritos orgânicos e/ou alimentos não saudáveis. Embora haja quase tantas maneiras de desintoxicar-se quanto as toxinas e tóxicos existentes, todos clamam por uma limitação no consumo ou uma purgação das coisas já ingeridas.

A desintoxicação não é um conceito unicamente humano. A maioria dos animais também faz isso. Você frequentemente vê um cachorro mastigando um pouco de grama e vomitando logo em seguida. Essa é a desintoxicação canina. Os instintos desses animais (e seus intestinos) lhe dizem que a grama fará com que vomitem até mesmo a bile excedente que os perturba.

Não somos muito diferentes dos cachorros no que diz respeito a isso. Nosso impulso de vomitar depois de ingerir veneno, alimento estragado ou álcool em excesso é um método de desintoxicação rudimentar, mas crucial. Nessas situações, nosso sistema interno de desintoxicação fica sobrecarregado, por isso precisamos expurgar a maior quantidade de substâncias que conseguirmos, e o mais rápido possível.

Mesmo antes da existência de tóxicos artificiais, como os pesticidas químicos, tínhamos de nos desintoxicar. Por exemplo: você provavelmente sente náuseas quando come algo especialmente amargo ou azedo; essa reação – um tipo de desintoxicação preventiva – pode ter sido herdada de nossos ancestrais caçadores e coletores quando tiveram de se preocupar com as plantas e animais venenosos, sinalizando para que se mantivessem a distância através de gostos e odores desagradáveis.

Saiba que seu corpo permanece em um constante estado de desintoxicação. Seu fígado, o maior órgão interno, tem muitas funções, incluindo o processamento de seu sangue, transformando elementos tóxicos como o álcool, os medicamento e poluentes ambientais em substâncias hidrossolúveis que podem ser excretadas (removidas) pela urina ou pelas fezes. O fígado filtra esses marginais da corrente sanguínea a uma taxa de mais de um quarto de litro de sangue por minuto. Os sistemas circulatório e linfático, enquanto isso, transportam substâncias tóxicas de todas as partes de seu corpo para os rins e fígado, onde são filtradas e processadas como resíduos ou armazenadas como moléculas benignas em células de gordura.

> "Um homem ocupado demais para cuidar de sua saúde é como um mecânico ocupado demais para tomar conta de suas ferramentas."
>
> Ditado espanhol

Toxidade

As toxinas estão em toda parte: nos alimentos que comemos, na água que bebemos, no ar que respiramos. Felizmente elas têm pouco efeito sobre nós em pequenas doses. No entanto, quando se acumulam em nossos corpos, podem ter consequências graves e seu número é crescente graças à invenção de novos produtos químicos para fins industriais e científicos.

O último relatório do Centro de Controle e Prevenção de Doenças sobre Exposição Humana a Químicos Ambientais catalogou os níveis de exposição para 212 diferentes toxinas, 75 das quais jamais haviam sido medidas antes. A lista inclui algumas toxinas que provavelmente estão presentes, mesmo que em pequenos traços, em seu corpo agora mesmo:

Ftalatos

Uma classe de compostos derivados do ácido ftálico bastante usado nas residências.

- Fontes: emolientes plásticos, perfumes, sprays de cabelo, lubrificantes, produtos para dar acabamento à madeira, aroma "de carro novo".
- Perigos: câncer. Ftalatos também inibem o desenvolvimento sexual de bebês do sexo masculino no útero.

Bifenilas policloradas (PBCs)

Um grupo de compostos usados na fabricação de muitos itens industriais de plástico para isolamento.

- Fontes: peixes, solo, água potável, ar interno.
- Perigos: comprometimento dos sistemas imunológico e reprodutivo, câncer, insuficiência no desenvolvimento neurológico da criança.

Formaldeído

Um gás incolor utilizado principalmente como desinfetante e conservante.

- Fontes: tapetes, plásticos, produtos de papel, xampus, produtos para banho.
- Perigos: câncer.

Inseticidas, carbamatos, herbicidas triazínicos e nitratos,

Pesticidas comuns

- Fontes: abastecimento de água.
- Perigos: efeitos prejudiciais sobre os sistemas nervoso, imunológico e endócrino.

Dioxinas

Compostos tóxicos que são resíduos de processos industriais, como a fabricação de pesticidas.

- Fontes: leite e seus derivados, carne, peixe e frutos do mar.
- Perigos: comprometimento dos sistemas imunológico, endócrino, nervoso e das funções reprodutivas.

Metais pesados

Elementos metálicos com densidades específicas cinco ou mais vezes maiores do que a água, como o mercúrio, o cobre, o arsênico, o chumbo, o cádmio, o ferro e o manganês.

- Fontes: peixe, água contaminada, solo, restaurações dentárias malfeitas, batom (no caso do chumbo).
- Perigos: dor de cabeça, fadiga, anemia, tontura, constipação, tremores.

Mesmo sem que haja ameaça de veneno, nós ainda temos necessidade de nos livrar das toxinas produzidas por nosso próprio corpo. Essas substâncias incluem hormônios e elementos químicos que controlam as funções do organismo. Muitas coisas podem estimular a produção de hormônios, desde o início da menstruação até a presença invasora de uma bactéria que subitamente se revele como uma ameaça. Esse último estímulo desencadeia uma resposta de luta ou de fuga, processo que gera uma série de alterações fisiológicas dedicadas à vigilância física: seu coração dispara, suas pupilas se dilatam e você começa a raciocinar com mais lucidez e atenção.

Depois que a ameaça desaparece, esses hormônios são eliminados de suas células e do sangue pelos rins e fígado. Se assim não fosse, você poderia ficar em estado de estresse constante e, rapidamente, sucumbiria à hipertensão. Esse é apenas um exemplo de como o corpo pode produzir algo só temporariamente benéfico. Precisamos de um método para limpar o organismo, que funcione como um religamento; felizmente, os nossos órgãos fazem isso automaticamente.

Se nossos corpos se desintoxicam de maneira natural e automática, por que, nos últimos anos, surgiram tantos programas especiais dedicados a otimizar, maximizar ou estimular essa desintoxicação? Será que o mundo se tornou mais tóxico?

Com certeza. Hoje, muitas substâncias químicas usadas rotineiramente eram inexistentes no meio ambiente um século atrás. Todas estão relacionadas a problemas de saúde – e são encontradas com bastante frequência nos corpos de adultos nos países desenvolvidos.

As toxinas mencionadas no quadro (ver páginas 64/65) não são os únicos venenos em nossos organismos. A ciência está sempre descobrindo mais, e essa é a razão pela qual os pesquisadores do novo campo do biomonitoramento estão tentando estudar o peso dos contaminantes ambientais pela análise das quantidades existentes no sangue, urina e tecidos das pessoas. Por exemplo: uma pesquisa da Faculdade de Medicina Monte Sinai, em Nova York, descobriu em média 91 diferentes substâncias químicas no organismo dos indivíduos sujeitos à análise; quase todos conhecidos agentes carcinogênicos ou teratogênicos (causadores de defeitos congênitos). Embora os níveis desses tóxicos tendam a ser infinitesimais, seus efeitos cumulativos e/ou de longo prazo preocupam os cientistas.

Daí deriva o recente interesse nas diversas formas de desintoxicação. Embora haja muitas pesquisas mostrando os perigos de um ambiente tóxico para seres humanos e animais, poucos estudos de longo prazo já foram concluídos sobre os benefícios da desintoxicação – na verdade, ninguém sabe muito bem, ainda, como funcionam os programas de desintoxicação, por isso muito cuidado com aqueles que lhe oferecem uma garantia. Entretanto, está aumentando a incidência de doenças – entre as quais o câncer e enfermidades do fígado – ligadas a exposições a substâncias tóxicas. Se você diminuir o nível de exposição de seu corpo a produtos químicos sintéticos, há boas possibilidades de sua saúde melhorar.

Compartilhando o segredo

Se você quiser dar alguns passos a mais para livrar seu corpo de elementos tóxicos, há abundantes opções. A maneira mais comum é, provavelmente, a menos cara: o jejum. Existem inúmeros esquemas nesse sentido: Quase todos exigem que você evite carnes, alimentos processados e qualquer coisa alterada quimicamente ou criada com aditivos, bem como álcool, cafeína e nicotina. Certifique-se de se informar bem sobre um jejum antes de iniciá-lo. Você precisa ter certeza de que o que você está fazendo é saudável e adequado. Conversar com seu médico também é uma boa ideia.

Um regime de desintoxicação bem popular prescreve uma dieta baseada em sucos, para ajudar a minimizar as toxinas do acúmulo de resíduos e gorduras no cólon. Infelizmente, se não consumir alimentos sólidos, você terá de tomar um laxante para provocar evacuações. Chás especiais, água salgada e clisteres são algumas das formas indicadas como excelentes para induzir os movimentos do intestino e irrigar o cólon.

Muitos programas de desintoxicação líquida vão mais longe ainda na limitação do consumo. O mais famoso deles é o Master Cleanse, exigindo que, durante determinado período, a pessoa não coma nada, exceto que tome suco de limão, xarope de bordo, pimenta caiena e água. A primeira bebida, um tipo de limonada, é considerada como algo que fornece todos os nutrientes que seu organismo necessita, mas muitos especialistas não concordam com esse método, com receio de que a falta de proteínas, vitaminas e minerais possa ser prejudicial.

Outro tipo comum de desintoxicação, muitas vezes combinado com algumas variações de jejum, se concentra na purificação do corpo por meio do calor. Saunas e Bikram Ioga (aquela ioga praticada em um cômodo quente) há muito tempo são consideradas técnicas que estimulam a liberação de substâncias tóxicas, induzindo o suor e aumentando a circulação sanguínea. Agora, pesquisadores da Universidade de Toronto, no Canadá, estão estudando saunas de infravermelhos, as quais, aparentemente, imitam a taxa de radiação solar. O naturopata doutor Sat Dharam Kaur, que atende no Centro de Artes Trillium Healing, em Ontário, afirma que apenas cem horas de sauna de infravermelho podem eliminar, pelo suor, 80% da carga de tóxicos presentes em um adulto.

Da mesma forma, banhos de limpeza minerais ou homeopáticos são geralmente usados para eliminar as toxinas da pele.

Cuidado, porém, com os produtos comerciais que você escolhe para sua desintoxicação. Há muita gente afirmando ter inventado sistemas de desintoxicação (geralmente caros) que, provavelmente, não funcionam. Se esses remédios milagrosos, anunciados na televisão tarde da noite, fossem dignos de crédito, você provavelmente já teria ouvido falar deles antes. Na Inglaterra, a

Agência Reguladora de Produtos para Assistência Médica começou a investigar propagandas desse tipo e um relatório da *Voice of Young Science* (VoYS), representando mais de três centenas jovens estudantes de pós-graduação e pós-doutorado, constatou que não há duas empresas que usam a mesma definição de desintoxicação, o que torna suas afirmações praticamente sem sentido.

Muitas pessoas que acreditam na desintoxicação se mantêm distantes de muitos produtos, protegendo os seus organismos da sobrecarga tóxica simplesmente comendo bem e vivendo de maneira limpa. Geralmente, isso significa comer alimentos orgânicos (livres de pesticidas e isentos de modificações genéticas), evitar áreas poluídas e viver onde o ar tem menos impurezas. Uma boa fonte *on-line* para outras ideias sobre desintoxicação é o *site* <www.detox guide.com>. Você também talvez queira dar uma olhada no <www.detoxreviews.com>, um *site* que analisa centenas de produtos de desintoxicação existentes no mercado, desde os programas Colonix & Toxinout até o Intestinal Drawing Formula. E, para quem deseja conhecer até onde vai o não comer, um livro para os aficionados nessa opção, incluindo Phil, é *The miracle of fasting*, de Patricia Bragg e Paul C. Bragg.

Alimente um resfriado, faça a febre jejuar

Há muito tempo, os pais dão esse conselho a seus filhos. É correto?

Possivelmente. Uma gripe febril faz com que o corpo gaste muita energia com a atividade metabólica. O mesmo acontece com a digestão. Quanto menos come, menos vai digerir, e essa é a melhor chance que você pode oferecer a seu corpo para reunir todos os recursos para lutar contra germes inimigos.

O combate a um resfriado, no entanto, não usa os mesmos instrumentos, e, já que os resfriados podem ser duradouros, você precisará de todos os anticorpos que for capaz de criar para combatê-los. Esses anticorpos são produzidos, em parte, por alimentos ricos em vitaminas, os quais você come com moderação. Tudo, entretanto, está aberto à interpretação. Alguns dizem que o axioma é mal compreendido, não se referindo, de forma nenhuma, a comer nem a beber. Em vez disso, a metáfora alimentação/fome refere-se à temperatura do corpo. Fazer a febre "passar fome" significa evitar as suas causas mais comuns, ou seja, a fome do corpo por algo que possa causar febre. "Alimentar" um resfriado quer dizer provocar suor, ou seja, nutri-lo com quentura. Assim, a frase "Alimente um resfriado, faça a fome jejuar" sugere que, para evitar todas as doenças, temos de nos manter abrigados e aquecidos.

Outra teoria: No passado, ter um resfriado não era perigoso, então as vítimas eram alimentadas para ajudá-las a sobreviver à doença. Mas muitas pessoas que ficavam com febre estavam seriamente enfermas e tendiam a morrer. Assim, surgiu o pensamento: por que perder valiosos alimentos oferecendo-os a elas?

SEGREDO 7

Comer “sujeira”

PATRICIA BURKE

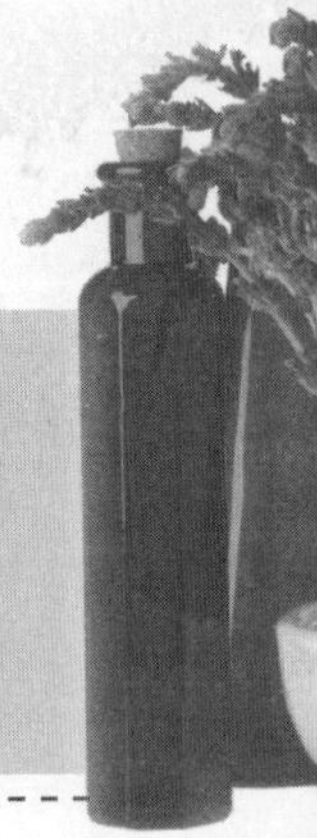

Há anos, quando a irmã de Patricia Burke apresentou seu noivo britânico à sua família, eles ficaram surpresos com o seu odor insuportável. Em parte devido ao suor provocado pelo aquecimento e talvez até pelo nervosismo, o cheiro também resultava da falta de banhos frequentes, algo originário da crença que ele mantinha de que os americanos se lavavam demais, matando, assim, um monte de bactérias em sua pele.

Patricia concordou com o noivo: seu segredo de boa saúde é deixar que seu corpo mantenha um nível adequado de bactérias úteis – no caso dela, *dentro* do corpo.

Nascida em Nova York, Patricia chegou à sua filosofia enquanto visitava o premiado jardim de vegetais, ao norte do condado de Westchester, onde ele fazia crescer quase todos os alimentos frescos da família durante o verão: ervilhas, feijão, abóbora, beterraba, ruibarbo, alface e tomate.

Ela se lembra de agarrar tomates grandes, vermelhos, quentes da exposição ao sol, mergulhando-os rapidamente na piscina gelada e colocá-los na boca: “Era como comer um dia perfeito, um daqueles que cheirava à terra”.

No jardim, também havia ervilhas, cujas bagas ela abria, para comer longe da touceira. “Com um cheiro delicioso”, lembra Patricia, “elas tinham gosto de doce”. Da mesma forma que as ervilhas, todos os legumes eram comidos direto no jardim, ligeiramente lavados e sem consequências. E, embora a casa onde ela cresceu fosse arrumada e limpa, de vez em quando apareciam ratos e insetos. Ninguém se importava. Até hoje, os ratos não a incomodam. Ao longo de sua vida, ela mantém o hábito de ignorar a sujeira: "Eu como a comida que deixo cair. Não ligo".

A filosofia de Patricia foi confirmada quando um médico lhe explicou o fundamento da vacinação: injetar em uma pessoa saudável um pouco da doença que você deseja prevenir permite que o corpo crie imunidade a ela. "Eu acho que me expor um pouco à 'doença' permite que o meu organismo gere suas próprias defesas contra os germes, a sujeira, os vírus, ou o que quer que seja", diz ela.

Aos 65 anos, Patricia ainda come verduras direto da horta, após uma lavagem ligeira, come o que cai no chão e não lava as mãos mais de três ou quatro vezes por dia. Dessa forma, ela sente que se expõe a "doses" de todos os micro-organismos que podem causar doenças. Ela credita a essa prática o fato de nunca ficar enferma.

Atualmente, quando não está em seu trabalho, em uma agência literária de Nova York, ela viaja pelo mundo inteiro: bebe água de rios do Sul da África, come frutinhas silvestres nos arbustos de Botsuana, saboreia mingaus em cidadezinhas do Zimbábue, toma leite de égua na Mongólia e devora bolinhos de arroz em Chungking, "que ficam guardados em uma gaveta". Enquanto isso, em casa, o marido dela ameaçou colocar um aviso de "descanse em paz" na comida do refrigerador.

Os fatos sobre comer sujeira

Em diferentes partes do mundo, as pessoas ficam doentes e morrem, de diferentes maneiras. Enfermidades infecciosas como a pneumonia, a malária e o cólera são responsáveis pela maioria das mortes no mundo em desenvolvimento. No desenvolvido, entretanto, as pessoas sofrem, com mais frequência, de uma série de condições que os epidemiologistas classificam como doenças da opulência, como os problemas cardíacos e o diabetes.

O fato de Patricia não se preocupar com os traços de sujeira que estão na sua comida ou habitam seu ambiente demonstra que ela aderiu ao que é conhecido como "hipótese da higiene", uma teoria sobre essas doenças da abundância, o que reflete uma mudança de paradigma na forma como a medicina entende o sistema imunológico humano.

Os cientistas pararam de considerar todas as bactérias, vírus e fungos como invasores desagradáveis contra os quais temos de travar uma batalha campal pelo território em nossos corpos. Em vez disso, eles começaram a ver esses micróbios como simbióticos ou co-habitantes do nosso organismo. Considerando-se que há cerca de dez a 20 vezes mais bactérias do que células humanas em nossos corpos, nós somos, em certo sentido, minoria no interior de nós mesmos. Devido a esse fato, muitos profissionais da área médica estão começando a acreditar que é saudável, para nós, incentivar, e não eliminar a sua presença.

> "Cuidado ao ler livros de saúde. Você pode morrer de um erro de impressão."
>
> MARK TWAIN, ESCRITOR AMERICANO

As mudanças na concepção começaram em 1989 quando um epidemiologista inglês chamado David Strachan publicou um amplo estudo no *British Medical Journal* sobre a febre do feno e o eczema na infância. Começando com uma amostra de mais de 17 mil crianças britânicas, nascidas durante determinada semana, em 1958, Strachan as entrevistou (ou seus pais) várias vezes ao longo do tempo, até uns 23 anos mais tarde, em 1981, analisando os dados obtidos quanto a diferentes níveis sociais e fatores ambientais. Ele descobriu que apenas um desses fatores era suficientemente significativo para sugerir uma relação causal: o tamanho da família. Quanto mais irmãos a pessoa tinha, menor a chance de desenvolver a febre do feno ou o eczema.

Strachan concluiu que a exposição a infecções ajuda as crianças a evitar alergias. "Ao longo do século passado, a redução do tamanho da família, o aperfeiçoamento dos instrumentos domésticos e os padrões mais elevados de higiene pessoal reduziram a oportunidade de ocorrência de infecção cruzada em famílias recentes", ele escreveu.

Em outras palavras, o aumento da riqueza, juntamente com suas implicações demográficas e consequentes práticas higiênicas e culturais, ajuda a explicar o aumento das doenças inflamatórias e alérgicas em países desenvolvidos, nos últimos trinta anos. Muitos de nós não estão sendo expostos a um número suficiente de germes causadores dessas doenças, então o corpo torna-se hipersensível não só a eles, como aos micróbios em geral.

Falando de um jeito muito simples, o corpo humano tem duas formas de combater micróbios potencialmente nocivos: as respostas imunes mediadas

Th 1 e Th 2. Ambas as vias imunológicas bloqueiam os efeitos nocivos de certos agentes patogênicos pela emissão de proteínas de combate a micróbios, chamados anticorpos e que causam a inflamação e os sintomas alérgicos, como o excesso de secreção, os espirros e as erupções cutâneas. A resposta Th1, porém, também regula a resposta imune Th2, e é aí que reside o problema. Se a resposta Th1 não for suficientemente estimulada, a resposta Th2 não funciona. Quando confrontada com um agente alergênico (como, por exemplo, o pólen), a sempre vigilante resposta Th2 age um pouco como um grupo de soldados nervosos, disparando ao mesmo tempo suas armas, diante de um falso alarme. Assim, as doenças alérgicas, como eczema, rinite e asma, são desencadeadas por micróbios inofensivos e que, no entanto, ativam a resposta imune do corpo, como se fossem agentes patogênicos.

PÔR O DEDO NO NARIZ

É raro ver as pessoas pondo o dedo no nariz em público, mas pesquisas têm indicado que algo entre 75% e 90% dos americanos fazem isso reservadamente – ao menos quatro vezes ao dia. É um hábito que criam quando jovens e que permanece pelo resto da vida.

Mas é inofensivo ou faz com que você fique doente?

Possivelmente a última opção. Geralmente, os vírus do resfriado são transmitidos ao organismo via mucosas, a maioria das quais se localiza em seu nariz. Se seus dedos estão contaminados devido ao contato com uma superfície ou uma pessoa infectada, colocar os dedos diretamente em seu nariz pode levar à transferência imediata do vírus para seu corpo.

Além disso, a natureza colocou pelos em seu nariz por uma razão: eles filtram partículas minúsculas e alguns poluentes, impedindo-os de avançar mais em seu organismo. Quando coloca o dedo no nariz e arranca um desses pelos, você está se envolvendo em uma modalidade do tipo "fogo amigo", eliminando um soldado de seu exército de imunidade. A partir daí, alguns germes inimigos podem se aventurar a ultrapassar a barreira.

Entretanto, uma segunda opinião: o doutor Friedrich Bischinger, especialista em pulmão que vive em Innsbruck, na Áustria, afirma que cutucar o nariz é realmente benéfico, porque ajuda a limpar partículas indesejáveis que você não conseguiria eliminar ao assoar com o lenço. Ele até acha que seja uma boa ideia engolir o que você recolhe, por entender que esse processo fortalece o sistema imunológico, porque o expõe a invasores que ele precisa conhecer melhor (para o caso de eles aparecerem em massa algum dia). Cutucando seu nariz e comendo o muco você é um defensor dessa hipótese de higiene.

Se parece contraditório dizer que deveríamos nos expor às mesmas bactérias, vírus e outros organismos infecciosos que podem nos causar determinados sintomas, lembre-se de que nosso sistema imunológico evoluiu em um ambiente muito diferente do atual. Há milhares de anos, nossos ancestrais lidavam com abundantes seres infecciosos, o que exigia um ataque geral de nosso sistema imunológico para mantê-los vivos. E nosso sistema imunológico ainda está calibrado para enfrentar um elevado nível de exposição a esses agentes patogênicos, apesar do estilo de vida moderno. Infelizmente, os mesmos avanços da medicina que nos levaram a nos afastar das condições em que evoluímos também alteraram a relação entre micróbios e nosso sistema imunológico.

Um dos primeiros estudos a revelar uma base concreta para a hipótese da higiene confirmou a ligação entre os micro-organismos e a regulação da resposta imune. Pesquisadores da Universidade de San Diego descobriram que uma cepa inofensiva de *Staphylococcus* atenua a resposta inflamatória a ferimentos leves. Em uma série de chamadas e respostas químicas, a bactéria convence as tropas do corpo a relaxar e a reduzir sua ação, evitando a inflamação desnecessária. A propósito, o *Staphylococcus* é comumente encontrado na sujeira – algo que nossos antepassados provavelmente ingeriam em grande quantidade.

Mesmo assim, ninguém está realmente propondo uma volta aos padrões pré-históricos de higiene. Afinal de contas, os produtos sanitários de defesa contra os micróbios, os avanços no cuidado com os alimentos e o progresso nos paradigmas de limpeza, tudo tem contribuído para nossa sempre crescente expectativa de vida. Entretanto, a hipótese da higiene sugere que a esterilidade completa não é necessariamente sempre desejável e que o caminho para uma vida cheia de saúde está em algum lugar entre a miséria de nosso ambiente ancestral e o excesso de limpeza do mundo desenvolvido.

Como a maioria das hipóteses médicas, a da higiene tem falhas. Por exemplo, o melhor indicador para algumas condições, como a asma, é a genética: se ambos os seus pais têm, você é 60% mais inclinado que outras pessoas a ter essa doença. A hipótese também tem potencial para fazer dano. Um de seus principais especialistas, o doutor Gerald Callahan, que estuda bactérias e doenças infecciosas na Universidade Estadual do Colorado, adverte que nós não devemos simplesmente começar a ingerir sujeira. Exceto no caso de bactérias amigáveis, ainda há muito o que evitar em qualquer solo atual: dejetos humanos sem tratamento, metais pesados, fertilizantes e todos os agentes tóxicos relacionados com a densidade populacional, industrial e a moderna agricultura.

Ainda assim, resta o fato de que entre as bactérias e nossos corpos existe uma relação simbiótica, e que sua presença ajuda nosso organismo a se manter saudável e equilibrado. Em contrapartida, nós oferecemos a elas um ambiente em que podem crescer: "bons" germes podem melhorar seu metabolismo, sua imunidade e reduzir inflamações em seu corpo.

Compartilhando o segredo

Como podemos oferecer a nossas crianças um sistema imunológico forte, sem que os vizinhos chamem o conselho tutelar? Enquanto alguns cientistas acreditam que uma estreita relação com animais (como acontece nas fazendas) é a chave para o desenvolvimento de crianças robustas, outros sentem que as pesquisas continuam inconclusivas. Ainda assim, múltiplos estudos apontam para uma ligação entre a ancilostomose e uma forte resistência a alergias, daí que uma empresa americana sediada no México oferece "inoculações" (infecções intencionais) por US$ 3.900 a dose. Apesar da evidência promissora, é importante lembrar que mesmo que ancilóstomos realmente bloqueassem alergias, eles também são uma das causas primárias da desnutrição no mundo em desenvolvimento.

Como ocorre frequentemente, a verdade sobre a hipótese de higiene reside provavelmente no meio do caminho, como sugere o doutor Marc McMorris, um pediatra especializado em alergias do Sistema de Saúde da Universidade de Michigan. Ele alerta os pais: "Deixar as crianças serem crianças. Se algo como o H1N1[2] está no ar, é uma boa ideia lavar suas mãos e tomar precauções. Mas

2 Um subtipo do vírus causador da gripe A. (N. T.)

você não precisa isolar seus filhos do mundo". Isso quer dizer que você deve continuar imunizando-os, mas tem de deixá-los sair ao ar livre, ficarem sujos e entrar em contato com a mãe natureza.

Então, siga a recomendação do doutor Callahan: não coma uma tigela de sujeira no café da manhã. Mas você precisa parar de se estressar demais com o excesso de limpeza. Em vez disso, encontre um saudável meio-termo entre a esterilidade e a sujeira. Em vez de esfregar seus alimentos até a exaustão, apenas lave-os ligeiramente. Não se concentre no que o gato pode carregar ou na poeira que se acumula sob sua cama. Seja prudente sem ser obsessivo. Moderação com todos os germes.

Cada pessoa tem uma reação diferente aos micro-organismos. Alguém com um histórico de deixar germes entrar em seu corpo reage de maneira diversa daquele que raramente se expõe a eles. O que funciona para Patricia pode não ser útil para você.

MAIS SUJEIRA NA SUJEIRA

Não é só comer sujeira que faz bem a você. Brincar nela também pode ser favorável à sua saúde, de acordo com um estudo de 2009, realizado pela Universidade Northwestern, em Illinois, com mais de 1.500 crianças, nas Filipinas. A equipe descobriu que quanto mais agentes patogênicos as crianças haviam sido expostas, antes dos 2 anos, menos infecções eram observadas em seu sangue. O trabalho sugere que a precoce exposição aos germes pode reduzir o risco de infecções crônicas mais tarde na vida, reduzindo também a possibilidade de desenvolvimento de sérias enfermidades.

Da mesma forma, cientistas da Universidade da Califórnia, em San Diego (UCSD), notaram que quanto mais bactérias existirem na superfície de sua pele, melhores condições você terá de combater inflamações. Ao analisar células humanas e de camundongos, os pesquisadores da UCSD descobriram que a bactéria pode reduzir a inflamação depois de um ferimento, quando estão presentes na superfície da pele. Aparentemente, os minúsculos agentes reduzem uma resposta exagerada do sistema imunológico, que poderia levar a erupções ou causar fissuras e inflamações maiores, que se tornariam inchadas e doloridas.

SEGREDO 8

Amigos

SYDNEY KLING

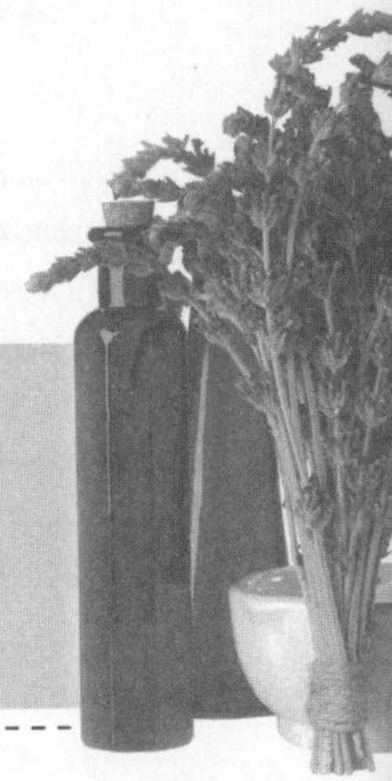

Sydney Kling leva a amizade a sério. No dia 1º de junho de 2007, ela começou a escrever o nome de uma pessoa com quem falava a cada dia – com a meta de nunca repetir um nome. Começou como um jogo, para ver quantas pessoas diferentes ela conheceria durante um determinado período de tempo, da mesma forma que um teste para saber quanto tempo ela poderia continuar fazendo isso e quantos amigos faria no processo.

Nos primeiros meses, a tarefa era fácil porque ela falava principalmente com seus amigos habituais. Mas ela também notou que, se prestasse atenção, com mais frequência, poderia conhecer novas pessoas se fizesse uma relação de nomes como o de uma garçonete, de um *barman*, de um vendedor, de uma pessoa que sentasse a seu lado na igreja, de um vizinho que estivesse levando o cachorro para passear e assim por diante. Na medida em que esses encontros pessoais conduzissem a uma conversa, ela poderia acrescentá-los em sua contagem. Ela também começou a atualizar seus contatos de *e-mail* numa lista. Dois anos depois, ela havia reunido mais de 750 nomes.

Sydney mencionou sua prática a poucas pessoas, porque sabia que poderia parecer meio compulsiva. Mas está determinada a continuar a fazer amigos para o resto de sua vida, porque esse é seu segredo para a saúde.

Nascida há 75 anos, em uma pequena fazenda no sudoeste dos Estados Unidos, em Minnesota, Sydney chamou muitos lugares de lar. Seus pais se mudaram várias vezes quando ela era jovem; depois Sydney se mudou para São Francisco, onde conquistou um diploma de bacharel em enfermagem (seguido, mais tarde, por um mestrado em orientação psicopedagógica), se casou e foi morar em Baton Rouge, na Louisiana. Seu marido, em seguida, conseguiu um emprego como vendedor e o casal teve de se mudar várias vezes de cidade ao longo do Meio-Oeste.

A carreira de Sydney também a levou a diferentes lugares e hospitais, enquanto ela migrava de especialidade em especialidade e de posição em posição – atenção ao parto, ortopedia, supervisora noturna, especialista em atendimento coronariano. Finalmente, ela assumiu a carreira docente, trabalhando por duas décadas no Estado de Illinois, período durante o qual ela criou, entre outras coisas, programas de aconselhamento genético e de triagem neonatal.

Depois que se aposentou, ela entrou para o Corpo de Paz e viveu, por dois anos, no Sul da África, onde era voluntária a domicílio para pacientes com Aids. Mais tarde, participou, também como voluntária, de programas na Grécia, na Ucrânia, na China e na Costa Rica.

Apesar da mudança de locais e de ter passado por um divórcio doloroso, Sydney, que agora vive em Springfield, Illinois, não se recorda de ter tido nenhuma doença; as quatro permanências em hospital foram para o nascimento de seus quatro filhos. Ela insistia no parto natural, algo incomum nos anos 1940, 1950. "Eu conhecia aqueles médicos", diz ela. "Não estava disposta a deixá-los me colocar para dormir."

Ela acredita que o que a mantém saudável, ao longo de todas as mudanças e trabalhos, é a sua intensa rede social, que começou quando tinha 3 anos. "Em minha juventude, havia uma dúzia de garotos em minha classe. Eu morava na cidade e o resto das meninas em fazendas. Os meninos viviam na cidade, então todos os dias ia a pé para a escola com três ou quatro. Eles me tratavam como um deles. Eu lhes dizia qual a menina que era boa e quais as que usavam de falsidades."

Como estudara genética, Sydney suspeitava que houvesse herdado um forte sistema imunológico, mas também uma disposição genética para a sociabilidade. Essa característica, ela afirma, aumenta a autoestima, o que, por sua vez, oferece apoio ao sistema imunológico. "Quando meu marido me deixou, eu me senti péssima. Ter amigos me trouxe de volta a autoestima. Não apenas por causa da ajuda que eles ofereciam, mas porque eu os auxiliava: contar com pessoas que confiam em você é importante."

AMIZADE E GÊNERO

O impulso por ter amizades entre as mulheres – mas não entre os homens – talvez possa ter uma origem mais biológica do que se pensava anteriormente. De acordo com um recente estudo da Universidade da Califórnia, em Los Angeles (Ucla), publicado em *Psychology Today*, cultivar amizades é o método primário usado pelas mulheres para lidar com o estresse. Quando enfrentam situações difíceis, o estudo descobriu que os homens sucumbem à solução de lutar ou fugir, mas as mulheres empregam o padrão "cuide e seja amigável" – cuidando das crianças e sendo amigas de outras mulheres.

Ao explicar os diferentes padrões de comportamento, a equipe da Ucla apontou para o hormônio oxitocina, que tem sido estudado principalmente por seu papel no parto, mas que também é secretado tanto por homens como por mulheres, em resposta ao estresse. Níveis mais altos de oxitocina em animais têm sido relacionados à maternidade e à atenção à ninhada. O hormônio feminino estrógeno parece aumentar essa resposta. O hormônio masculino testosterona, por outro lado, reduz a produção de oxitocina. De acordo com essa linha de pensamento, as mulheres são mais propensas a procurar amizades porque, quando participam plenamente do cuidado ou da amizade, seus corpos liberam ainda mais oxitocina, combatendo os efeitos do estresse.

Os fatos sobre a amizade

"Você tem de ter amigos", diz a canção. Parece óbvio, exceto pelo fato de que muitas pessoas não têm. Uma queixa comum na vida moderna – "Eu não consigo fazer nenhum amigo" – tem sido estudada extensivamente e inúmeras teorias explicam o fenômeno. Sociólogos, como o falecido Max Lerner, a atribuem à desagregação da comunidade no seio da sociedade americana. Ao longo da última metade do século XX, a migração de pessoas de cidades pequenas e o subsequente aumento do subúrbio fragmentaram a vida dos americanos em distintos compartimentos, espaços em que as pessoas raramente interagem além do nível superficial.

> "No futuro, todos teremos 15 minutos de fama e 15 minutos de cuidados com a saúde."
>
> NICOLE HOLLANDER, CARTUNISTA AMERICANA

Em seu trabalho clássico *The great good place* (O melhor lugar), o sociólogo urbano Ray Oldenburg identificou três lugares que desempenham os papéis mais significativos em nossas vidas. O primeiro é a casa. Usada como um refúgio do mundo externo, sua proposta fundamental é nos isolar em vez de nos integrar.

O segundo lugar é o trabalho, onde conhecemos muitas pessoas, mas fazemos poucos amigos, devido ao fato de que todo mundo vive em lugares distintos – e para lá se dirige depois de terminar o expediente. Além de tudo, o ambiente de trabalho é limitado por políticas que dificultam nossa capacidade de interagir amigavelmente.

O terceiro lugar é o ponto público de reunião informal. Na Inglaterra, é o *pub*; na França, o café; na Itália, a praça e por aí vai. Atualmente, a América não tem algo equivalente, embora em certa medida a internet tenha se tornado a nova fonte. Mas os estudos mostram que as ligações feitas cara a cara tendem a ser mais fortes do que as *on-line*, porque é mais fácil estabelecer intimidade, confiança e reciprocidade quando as pessoas interagem sem um teclado como intermediário.

Ao mesmo tempo em que as oportunidades de fazer amigos foram minguando, os estudos sobre seus benefícios para a saúde têm se expandido. Ter amigos pode reduzir o estresse e a ansiedade: vários trabalhos têm demonstrado que ter apoio social diminui a palpitação cardíaca e a pressão arterial, aumentando a reação humana ao estresse. Um artigo de 2009, publicado pelo *Journal of the National Medical Association*, por exemplo, constatou que a sustentação social pode aliviar o estresse; os estudos também mostram que pessoas com estreito apoio de amigos e de familiares têm menos substâncias químicas inflamatórias no sangue.

Da mesma forma, pesquisadores acadêmicos do estado de Ohio e da Universidade Carnegie Mellon, de Pittsburgh, demonstraram que pessoas que contam com um forte apoio social têm sistemas imunológicos mais robustos e estão menos inclinadas a ser vítimas de doenças infecciosas. Além disso, um estudo australiano estimou que pessoas idosas com um largo círculo de amigos estavam 22% menos propensas a morrer, durante o período da análise, do que aqueles com menos amigos.

A presença – ou ausência – de amigos passa por um espectro de possíveis condições. Um estudo de 2008, realizado por Harvard, demonstrou que laços sociais fortes poderiam "proteger contra a perda de memória e de outros distúrbios cognitivos", e outro, de 2006, publicado no *Journal of Clinical Oncology*, mostrou que "as mulheres socialmente isoladas tinham um risco elevado de mortalidade, após um diagnóstico de câncer de mama, provavelmente devido à falta de acesso a cuidados, especificamente à benéfica atenção de amigos, parentes e filhos adultos".

Outros estudos sobre a ausência de amigos confirmam a noção de sua importância para a saúde. Um recente trabalho sueco sobre homens de meia-idade revelou que ter poucos ou nenhum amigo próximo aumenta, em cerca de 50%, o risco de a pessoa ter um primeiro ataque do coração. Uma pesquisa de 2002, da Escola de Saúde Pública, com mais de 28 mil homens, concluiu que aqueles sem fortes laços sociais tinham quase 20% mais probabilidade de morrer ao longo de uma década. E um estudo, de 2009, em Buffalo, Nova York, mostrou que pessoas com menor número de laços sociais eram mais propensas a sofrer de doença cardíaca, ansiedade e depressão.

Recentemente, pesquisadores vêm observando os efeitos da amizade por um ângulo diferente: o do comportamento. Usando dados do Framingham Heart Study, um dos estudos de saúde de mais longa duração e maior influência jamais realizado, executado sob a direção do Instituto Nacional do Coração, Pulmão e Sangue (NHLBI), dos Estados Unidos, os cientistas sociais Nicholas Christakis e James Fowler descobriram que os amigos têm um efeito mútuo mais poderoso do que os estudiosos imaginavam anteriormente. Por exemplo, eles perceberam que, se uma pessoa se torna obesa, seus amigos têm 57% mais probabilidade de ficarem obesos também. Da mesma forma, viver perto de fumantes revelou-se a maior probabilidade de fazer um não fumante retomar o hábito, enquanto as pessoas cercadas por gente feliz tinham mais inclinação a ser felizes também. Outros estudos têm mostrado que quem tem amigos tende a fazer exercícios físicos, a lembrar-se de consultas médicas e de falar com alguém quando se sentem deprimidas.

Por que a amizade propicia tantos benefícios além de curar a solidão? Talvez seja simplesmente porque estar perto de pessoas saudáveis, com hábitos salutares, nos encoraje a acompanhá-las ou imitá-las. Mas a amizade não é uma panaceia. Por exemplo, como foi mencionado na introdução, estar bem perto dos amigos pode espalhar resfriados. Embora durante muitos anos os médicos acreditassem que as pessoas tinham mais chances de pegar um resfriado no frio do inverno (e, sim, essa é a origem do termo resfriado), verificou-se que as baixas temperaturas são menos importantes do que passar mais tempo em lugares fechados, à mercê dos germes de outras pessoas. Essa teoria confere mais peso à observação de que quanto mais saudáveis são as pessoas ao seu redor, mais provável que você também assim permaneça.

De novo, a solidão

Assim como a amizade, a solidão também é contagiosa. De acordo com pesquisa publicada no *Journal of Personality and Social Psychology*, em 2009, dados do Framingham Heart Study revelaram que se alguém, em nossa rede social, é solitário, você está 52% mais inclinado a ser solitário também. Se o grau de separação é dois (amigo do amigo), essa tendência passa a ser de 25%.

De acordo com o trabalho, a solidão se espalha com mais facilidade entre as mulheres do que entre os homens – embora essa constatação possa ser afetada pelo fato de que as mulheres estão mais propensas a admitir a solidão do que os homens, que tendem a ser menos abertos para confessar suas fraquezas.

Compartilhando o segredo

Comunidades *on-line*, como o Facebook, fazem com que pareça fácil cultivar amigos. Mas será que os amigos do Facebook são realmente amigos? Uma pesquisa conduzida por estudiosos da Universidade Sheffield Hallam, no Reino Unido, descobriu que a média de amigos em redes sociais era de 150. Desses, cinco eram amigos de verdade, o restante apenas aquisições cibernéticas.

Vinte e três centenas de anos antes do Facebook, o filósofo Aristóteles escreveu: "Um amigo é uma só alma morando em dois corpos". Além disso, ele definiu a amizade como algo que existe entre "aqueles que desejam o bem de seus amigos por si mesmos... porque cada um ama o outro pelo que é, não por alguma qualidade incidental".

Seja qual for a sua definição de amigo, não há uma só maneira de fazer um deles. Milhares de livros do tipo "como fazer" têm sido escritos sobre esse tema, e, se alguns são precisos, o restante nem deveria ter sido publicado.

Ser pró-ativo, entretanto, é um bom começo. Aqui estão dicas do consultor de negócios Tim Sanders, autor de alguns livros campeões de vendas, sobre construção de relacionamentos, incluindo *O amor é a melhor estratégia*.

1. **Comece com sua situação social do momento.** Talvez você já tenha potencial para fazer amigos agora mesmo. Está tentando conhecer alguém no trabalho? No clube ou na igreja? No ônibus ou no trem? Nas próximas semanas, tome a iniciativa de começar ao menos duas conversas a cada dia com alguém com quem nunca falou antes.
2. **Ouça mais e fale menos.** Parafraseando Dale Carnegie, autor do enorme sucesso *Como fazer amigos e influenciar pessoas*, você vai conseguir mais sucesso nos próximos meses ao desenvolver um sincero interesse por duas pessoas do que se, nesse mesmo período, ficar tentando fazer com que duas pessoas se interessem por você. Resista à tentação de fazer observações ou interromper uma pessoa que diga algo capaz de disparar um pensamento. Quanto mais atenção você oferece a alguém, mas generosa essa pessoa será com detalhes pessoais.
3. **Conecte-se no nível da paixão.** As pessoas preferem muito mais falar sobre suas paixões pessoais do que sobre seu trabalho ou mesmo sua família. Pergunte a alguém "O que você vai fazer esta semana?", em vez de "O que você faz para viver?". Minha pesquisa revela que você tem 70% de chance de encontrar um laço perdido entre uma das paixões de quem acaba de conquistar.
4. **Seja útil, especialmente quando alguém manifesta uma necessidade.** Ser solidário é a melhor maneira de disparar a norma social da reciprocidade, porque os outros querem, em contrapartida, ajudar você. A valorização mútua é a base da amizade. Atente para oportunidades que fazem toda a diferença ou ofereçam apoio, e nunca peça por retribuição.
5. **Trate sentimentos como fatos.** Quando as pessoas expressam suas emoções, geralmente elas só querem ser ouvidas, especialmente quando estão tristes. Ao lidar com esses sentimentos como legítimos, você dá à pessoa um poderoso sentido de validação, que pode até mesmo aliviar seu sofrimento. Isso também vale para emoções positivas, como animação e alegria. Reaja com entusiasmo e reforce a felicidade de seus amigos.

6. **Mantenha o contato.** Muitas amizades se dissolvem ao longo do tempo quando falhamos em manter estreito contato (frente a frente ou por telefone). Nós ficamos muito ocupados, relegamos o relacionamento aos canais digitais (*e-mail*, Facebook) e logo nossos amigos se tornam ex-amigos. Não espere que uma grande experiência do passado seja suficientemente poderosa para manter a amizade viva no futuro.
7. **Limite suas queixas.** Seu tom pode determinar com quanta frequência os outros querem conversar com você. Se você se apresenta como a "senhora carente" ou o "senhor queixoso", será rejeitado. Isso não quer dizer que você não possa falar sobre questões reais e difíceis, mas tente equilibrar o que é mau, em sua vida, com o que é bom.

SEGREDO 9

Alho

SUSAN SEIDEMAN BROWN

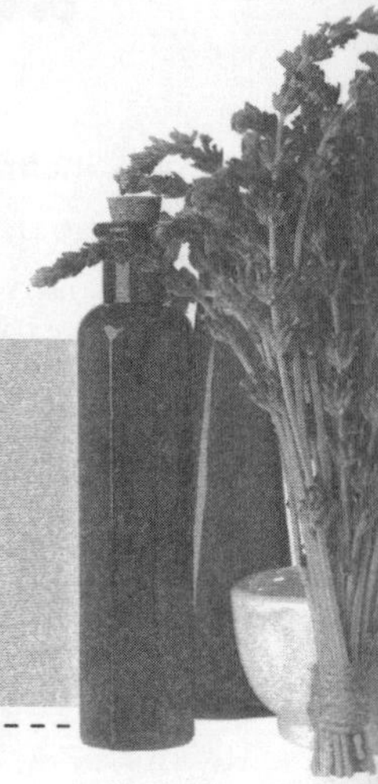

Aos 51 anos, Susan Brown, que viveu a maior parte de sua vida perto da Filadélfia, na Pensilvânia, está se preparando para sair do cercadinho. Ela e seu namorado, de 34 anos, decidiram que já tiveram o suficiente do mundo convencional. Eles querem parar de pagar por eletricidade e água, pretendem cuidar do seu próprio esgoto e contam com a energia solar e eólica, além de um fogão a lenha. O objetivo é evitar prejuízo ao meio ambiente e afastar-se de um sistema político e social que, de acordo com o que sentem, se tornou demasiado grande e inflexível.

Para fazer isso, o namorado de Susan construiu uma cabana de troncos de árvore em algum lugar do Nordeste dos Estados Unidos para depois passar a fabricar outros semelhantes para as pessoas interessadas. Susan continuará dedicada à sua carreira de terapeuta, trabalhando como massagista de *shiatsu*. (Antes ela dirigia uma loja de alimentos, até que resolveu que não podia conduzir um negócio simultaneamente com a criação de dois filhos.) "Não consigo pensar em nada de que sentiremos falta", ela diz. "Ambos gostamos de uma vida simples."

Por mais simples que seja a sua vida nova, o alho fará parte dela.

Susan foi apresentada à ideia de que a comida era importante quando bem jovem. A mãe dela é uma "vegetariana convicta, que faz disso uma missão, incluindo expressões amargas quando alguém se alimenta com algo mais". A mãe de Susan, agora com 74 anos (e saudável), dirige um centro de saúde alternativa, em Delaware.

Susan começou a pensar sobre alimentação quando tinha 15 anos e sofria de mau humor, irritabilidade e cansaço. Parou de ingerir açúcar e de beber refrigerantes e se sentiu melhor. Alguns anos mais tarde, quando foi acometida por terríveis dores de estômago, ela soube que a causa era um problema da vesícula biliar e deixou de comer alimentos cremosos, ricos em gordura e fritos. De novo, melhorou.

Todos os anos ela também sucumbia ao resfriado. Então, seu namorado lhe falou do alho.

"Ele disse que o alho cura tudo. Então, uma noite, quando eu pensei que estava ficando doente, cortei um dente de alho cru, deixei que se dissolvesse em minha boca e o resfriado se foi. Agora, sempre que tenho a impressão de estar começando a passar mal, eu passo a ingerir alho três vezes por dia e em 24 horas já estou me sentindo bem."

Susan também consome alho "preventivamente". Ela cozinha com esse ingrediente todos os dias, colocando-o em cada refeição, que inclui vegetais, cebolas e algum tipo de amido, como arroz ou macarrão. E também espreme alho cru sobre a comida.

Embora algumas pessoas notem que o alho provoca certo odor corporal ou mau hálito, ela nega. "Se você tem filhos, sabe que eles serão os primeiros a lhe dizer isso. E os meus não falaram." Nem tampouco seus clientes de massagem, que sentem frequentemente seu hálito de bem perto.

O ALHO E OS MORTOS

A crença de que o alho pode repelir vampiros floresceu na Romênia, lar de Vlad, o Impalador, também conhecido como Príncipe Drácula. Sempre que os romenos medievais temiam que um cadáver pudesse se transformar em um morto-vivo, eles enfiavam alho em seus orifícios e besuntavam o corpo com gordura, óleo e alho.

Curiosamente, esse costume não era comum apenas na Romênia. De acordo com o especialista britânico em vampiros, Montague Summers, os chineses e os malaios esfregavam alho na testa de suas crianças para protegê-las dos vampiros; nas Índias

Ocidentais, o alho era usado para dar proteção contra as práticas malévolas das bruxas e feiticeiras.

Ninguém parece saber por que o alho era usado dessa forma, embora o especialista em ocultismo francês Robert Amberlain tenha escrito que isso deve ter sido originado dos pastores cárpatos, os quais contratavam alquimistas para proteger suas ovelhas dos vampiros. Os alquimistas costumavam queimar arsênico, o que exalava um cheiro semelhante ao do alho, até que os engenhosos e frugais pastores demitiram os alquimistas e começaram a usar o próprio alho, que era muito mais barato.

Por outro lado, dois cientistas da Universidade de Bergen, na Noruega, descobriram que o alho pode ter um efeito indesejado. Em seu estudo informal, eles substituíram vampiros por sanguessugas, as quais, podendo optar entre carne fresca e carne besuntada com alho, preferiam esta, duas vezes mais entre três. Os anelídeos hermafroditas se uniam e chupavam a carne temperada 35 segundos mais rápido do que aquela sem alho.

Os fatos sobre o alho

Membro da família *Allium*, que também inclui as cebolas, o alho-poró e a cebolinha, o alho era cultivado na Ásia Central, na era neolítica. Embora os historiadores continuem a debater a sua função primária, na Antiguidade sabemos que foi usado para dar sabor à comida e para fins medicinais.

Muitas civilizações ancestrais usavam o alho para essa última finalidade. Pastilhas datadas de 3000 a.C. mostram que os sumérios e os assírios empregavam o alho para tratar febres, inflamações e lesões. Esculturas de argila de bulbos de alho e pinturas sobre o mesmo tema, datadas de cerca de 3200 a.C., foram encontradas em túmulos egípcios, assim como um papiro de 1500 a.C. que recomendava o alho como cura para mais de 20 problemas de saúde. Com ele, os construtores de pirâmides alimentavam os trabalhadores para aumentar sua força (um fato registrado na Grande Pirâmide de Quéops), e a única revolta de escravos do Egito eclodiu por falta de alho (uma enchente do Nilo destruiu a plantação daquele ano).

Os antigos israelitas também usavam o alho, antes e depois de deixar o Egito: na Mishnah, uma coleção de tradições judaicas incorporadas no Talmud, os escritores hebreus ancestrais se denominavam "os comedores de alho" e, em Números 11:5, os judeus que viajam em busca da Terra Prometida lamentam a falta de alho.

O naturalista romano Plínio, o Velho (23-79 d.C.), recomendou-o para repelir serpentes, aliviar mordidas de animais, curar dor de dente e como afrodisíaco. Hipócrates pensava que o alho pudesse curar o câncer. Na Idade Média, a freira alemã e santa Hildegard de Bingen aconselhava alho para curar os doentes, e, em 1665, o London College of Physicians recomendava alho para tratar a Grande Praga[3].

Por volta do século XIX, pesquisadores que investigavam os efeitos medicinais do alho encontraram indícios para corroborar aquela afirmação. Em 1858, por exemplo, Louis Pasteur descobriu que o alho matava bactérias: 1 mililitro de suco de alho cru era tão eficaz como 60 miligramas de penicilina.

A consciência pública sobre os efeitos salutares do alho tem aumentado – o que explica por que esse produto é superado apenas pela equinácea (ver página 112) em vendas de suplementos herbais. O principal foco de muitas das numerosas pesquisas favoráveis é sobre os benefícios cardiovasculares. Por exemplo, a Faculdade de Medicina Tagore, da Índia, realizou um estudo mostrando que pessoas submetidas a testes e que consumiram alho mostravam uma queda na pressão sanguínea em cerca de 10%; um estudo tcheco revelou que suplementos de alho reduziam a acumulação de colesterol nas paredes vasculares de animais.

Foi demonstrado também que o alho reduz a pressão sanguínea e os níveis de triglicérides e de colesterol e aumenta a produção de óxido nítrico no revestimento das paredes dos vasos sanguíneos, o que faz com que relaxem, permitindo que o sangue e nutrientes fluam com mais facilidade. Isso pode inibir a calcificação da artéria coronária e ajudar a prevenir a formação da placa aterosclerótica. (A aterosclerose é uma forma de arteriosclerose, ou de alterações degenerativas das artérias; a placa é uma substância gordurosa que se forma no revestimento interno das paredes arteriais.)

Outros estudos mostram que o alho pode atuar como um antioxidante poderoso e um antibiótico, pois ao menos um estudo demonstrou que o alho combatia uma linhagem muito perigosa de *Staphylococcus*, o micróbio que

---

3 A Grande Praga foi uma epidemia que ocorreu na Inglaterra vitimando entre 75 mil e 100 mil pessoas na época. A doença era chamada praga ou peste bubônica, uma infecção causada pela bactéria *Yersinia pestis*, transmitida pelos ratos. (N. T.)

causa infecções por estafilococos. E sim, como Susan vivenciou, o alho é útil na luta contra o resfriado comum - ao menos foi o que descobriu um estudo de 2007, realizado pelo Centro do Alho, em East Sussex, na Inglaterra. Da mesma forma, pesquisadores da Universidade do Oeste da Austrália descobriram que as pessoas que consumiam alho reduziam em mais da metade o número de dias que permaneciam enfermas. Eles também perceberam uma redução drástica no número de resfriados que as pessoas pegavam.

> **"O sistema de saúde da América não é nem saudável nem cuidadoso nem sistema."**
>
> WALTER CRONKITE, APRESENTADOR AMERICANO

Entretanto, apesar de todas as boas notícias, tem havido alguns reveses na reputação do alho. Alguns estudos foram incapazes de mostrar qualquer eficácia dele no tratamento de várias enfermidades e ainda há a questão de saber *o quanto* ele ajuda. Um estudo feito pelo Centro Nacional de Medicina Complementar e Alternativa, por exemplo, levantou dúvidas sobre a redução do colesterol e dos benefícios cardíacos do alho, documentados em relatórios anteriores, concluindo que ele não causava impacto nos níveis de colesterol LDL.

Existe também a possibilidade de consumir alho demais ou no momento errado. Para hemofílicos e outras pessoas com problemas de coagulação sanguínea, o alho pode causar problemas. Usado terapeuticamente - isto é, em altas doses -, o alho tem um efeito de deixar o sangue menos denso, o que pode ser perigoso para esses pacientes. Da mesma forma, se o alho for aplicado externamente, seus óleos cáusticos podem irritar a pele.

Algumas pessoas sofrem de alergias a plantas da família *Allium*. Os sintomas podem incluir irritação intestinal, diarreia, ulcerações na boca e na garganta, dificuldades para respirar e, em alguns casos, anafilaxia (choque). Mesmo que o alho esteja presente em ínfima quantidade, pode levar indivíduos sensíveis a uma reação alérgica.

Finalmente, o alho pode interagir com prescrições médicas, então se você pretende adicionar grandes quantidades dele em sua dieta, como acontece com frequência, fale antes com o seu médico.

Compartilhando o segredo

O alho pode ser ingerido de várias maneiras. Algumas pessoas o cozinham e outras o consomem cru - o que é bom, se você puder suportar o sabor, bem como o cheiro acre do hálito, do qual muitos se queixam repetidamente. (As pesquisas atuais não indicam se uma forma é mais saudável do que a outra.)

O alho é usado também em formas líquidas, como em chás e xaropes. Também está disponível em pílulas. Muitos especialistas, porém, não aconselham as pílulas de alho, alegando que o processamento pode destruir o poder da flor. Por exemplo, o doutor David Kraus, da Universidade do Alabama, em Birmingham, afirma que muito do valor medicinal do alho tem a ver com seu odor. Quando um composto de alho, denominado aliina é convertido em alicina (como ocorre ao ser esmagado ou danificado), libera-se o sulfeto de hidrogênio, seu cheiro em forma de gás. Ele adverte contra suplementos inodoros, afirmando que, se não houver essa liberação, você não receberá todos os benefícios do alho.

Outros afirmam que a alicina não está presente no alho cru. Em vez disso, ela se forma em sua boca segundos depois que você o come, quando uma enzima chamada alinase transforma a aliina em alicina. Se você toma uma pílula de alho, o ambiente ácido do estômago pode evitar que aconteça a conversão necessária.

Se você quiser comer alho, a sua forma mais potente é a fresca. Guarde-o em um recipiente tampado, longe do calor e da luz solar. Não precisa ser refrigerado e irá se conservar por até dois meses.

Não armazene, entretanto, o alho imerso em óleo, na temperatura ambiente. Essas misturas criam as condições perfeitas para a produção do perigoso botulismo, independentemente do fato de o alho ser fresco ou ter sido cozido antes.

Um bom patê

A maneira favorita de Susan Brown adicionar alho à sua dieta é como patê, que ela usa espalhando na torrada ou misturado, cru ou frito, ao macarrão. Ela gosta de fazer mais do que precisa, congelando o restante para depois. Assim, você sempre terá um pouco desse patê à mão.

- 2 xícaras de salsa (ou coentro)
- 4 dentes de alho picados
- 3 pimentas picadas
- ½ cebola bem picadinha

- ½ manga picada
- $^1/_3$ de xícara de azeite de oliva
- Sal e pimenta-do-reino para temperar

Mexa os ingredientes até que fiquem bem misturados.
Rendimento: cerca de uma xícara.

SEGREDO 10

Evitar os germes

RACHEL HILL

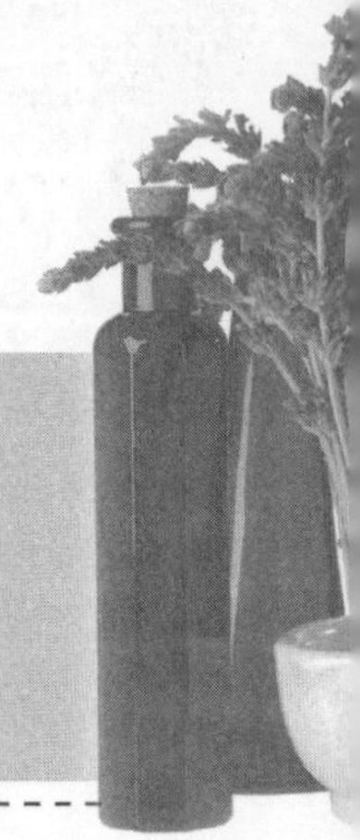

Quando Rachel Hill decide levar seu cavalo para uma longa marcha, ela planeja a viagem com meses de antecedência. Um passeio em outubro significa começar a preparar seu cavalo em janeiro, para a neve durante o extremo inverno do Canadá. Na primavera, ela vai cavalgar em trajetos cada vez mais extensos; no verão, antes do trabalho, fará cavalgadas de até 13 quilômetros.

Então, ela tem que iniciar os preparativos de equipamentos, do seu e do cavalo – mais foco no registro, na avaliação, no planejamento das refeições, inclusive das rações do animal e dos eletrólitos, além de comprar as camisetas com dizeres como "Cavalgue até vomitar".

E isso é o que ela faz, agora e sempre, porque a diversão de Rachel é a cavalgada. O esporte exige dela e de sua montaria dezenas de quilômetros por colinas íngremes, travessias de rios caudalosos e trote sobre areia fina, xisto e tudo o mais que a natureza ofereça. O prêmio é, simplesmente, terminar a cavalgada; fazer isso pode significar um trajeto acidentado de aproximadamente 80 quilômetros a cada dia. Seu objetivo final: concluir 180 quilômetros.

Rachel, que cresceu no nordeste rural de Ontário, no Canadá, é uma consultora ambiental que trabalha em diversos projetos, de avaliações a programas de energia renovável para o desenvolvimento de barragens e parques eólicos. Sua carreira implica permanecer muito tempo ao ar livre, em climas rigorosos.

Não obstante, Rachel raramente fica doente. A última vez foi há cerca de nove anos, quando o vírus Norwalk varreu a cidade – uma epidemia tão severa que as casas dos habitantes idosos foram fechadas e visitantes eram proibidos de visitar os hospitais da localidade.

Foi quando Rachel parou de usar a caneta no supermercado local, em Fort Frances, Ontário.

> "Sou como uma detetive quando se trata de qualquer recinto onde tenho de viver ou trabalhar... Eu não vou me expor a uma doença séria simplesmente porque me disseram que usar spray é "corriqueiro". Com certeza, micróbios podem ser desagradáveis, mas eu prefiro me arriscar com eles, se for a única alternativa, a pulverizar produtos em spray com substâncias químicas mortais no ar que eu respiro."
>
> GLORIA SWANSON, ESTRELA DE CINEMA AMERICANA

Um dia, enquanto esperava para assinar o comprovante de suas compras, Rachel percebeu que todas as pessoas ao seu redor estavam espirrando e tossindo, depois pegavam a caneta. Depois disso, ela pegou a gripe. Então, decidiu evitar contato humano desnecessário.

Agora, ela pega um carrinho de compras que tenha ficado exposto ao frio ou calor, em vez de um que foi usado há pouco tempo por alguém. Só para se garantir, faz uma limpeza com o desinfetante que carrega na bolsa. Ela também tem excesso de cuidado em banheiros públicos: depois de lavar as mãos, usa uma toalha de papel depois do secador, acreditando que esse tipo de equipamento não é totalmente eficiente e acha que mãos úmidas podem pegar micróbios. Ela, então, usa o papel para pegar na maçaneta da porta ao sair.

Nos *shoppings*, ela evita usar corrimãos ou permanece de luvas. Vai o menos possível às praças de alimentação, mas, se tiver de ir, ela não para no balcão de saladas frias e vai ao de pratos cozidos e quentes.

Sempre que possível, Rachel usa as escadas em vez do elevador; se percebe que alguém espirra em um espaço confinado, automaticamente segura a respiração "na esperança de que aqueles germes tenham passado por mim como uma bala, no momento em que eu tiver de respirar de novo".

Entretanto, ela não está preocupada com germes de não humanos: "Constantemente, eu toco em animais e tenho contato com a sujeira deles todo o tempo – quando é que alguém pegou uma gastrenterite de um cachorro? As coisas ruins que você pode pegar vêm de uma pessoa."

Portanto, frequentemente ela lava as mãos e evita tocar o próprio rosto após qualquer contato humano. E lembra: "Em determinado inverno, não há muito tempo, eu estava fazendo pesquisas sobre alces e o helicóptero pousou para me buscar. Quando o piloto se aproximou, ele estava assoando o nariz e depois estendeu a mão para me cumprimentar. Eu retribuí, mas pensei sobre minha mão contaminada durante o dia inteiro; até o almoço eu apenas usei a mão 'boa'".

Os fatos sobre como evitar os germes

A hipótese da higiene (ver página 71) sugere que os seres humanos precisam de mais, não de menos, contato com micro-organismos. Pessoas como Rachel Hill concordam com isso, desde que os germes venham de um tomate sujo e não de uma pessoa infectada com um resfriado.

Germes são qualquer tipo de micro-organismo que cause doença em seu hospedeiro. Também chamados patogênicos, eles compreendem uma desagradável família de criaturas infinitesimais, divididas em quatro grupos principais: bactérias, vírus, fungos e protozoários.

As bactérias nos causam, entre outras coisas, infecções de estreptococos na garganta e pneumonia; vírus são responsáveis por varíola e Aids; fungos dão pé de atleta; e protozoários provocam infecções intestinais.

Antes que os seres humanos soubessem da existência dos germes, eles atribuíam a responsabilidade sobre a doença a espíritos, demônios, padrões climáticos incomuns e misteriosos fluidos corporais. Infecções eram tratadas com sangramento e doença mental poderia exigir que um buraco fosse perfurado no crânio. Ninguém estava a salvo dessas intervenções. Conforme foi mencionado na introdução, quando George Washington foi vitimado por uma infecção respiratória, em 1799, os melhores médicos da América se reuniram em sua cabeceira e decidiram tratá-lo com a retirada de quase 2,4 litros de sangue de seu corpo em um só dia. A sangria o enfraqueceu consideravelmente, acelerando a sua morte.

Ao contrário de outros avanços científicos do século XIX, a teoria do germe não foi contestada nos tempos modernos, ao contrário, tem sido confirmada e cada vez mais refinada. As práticas agora comuns de saúde pública, incluindo a vacinação e o uso de antibióticos, foram instituídas como resultado da teoria dos germes. Poucas outras descobertas podem reivindicar ter salvado tantas vidas.

ZOONOSES

Rachel não fica obcecada com germes provenientes dos animais, mas alguns deles podem ser perigosos. No reino animal há um número substancial de zoonoses ou doenças que podem ser passadas de animais para seres humanos e que não são, necessariamente, aquelas que as pessoas mais temem. A raiva, o antrax, a gripe suína e a aviária e a peste são zoonoses bem documentadas. Felizmente, para nós, elas raramente saltam de quatro para duas pernas: por exemplo, embora comum nos países em desenvolvimento, a raiva é relativamente rara no Primeiro Mundo.

Mais importante em termos de frequência é um grupo de doenças menos potentes que podem causar sérios danos aos humanos. A toxoplasmose, que se origina da manipulação de fezes de gato ou de comer carne mal cozida, pode causar um mês de sintomas semelhantes aos da gripe e até mesmo matar os fetos de mulheres grávidas. A salmonela, contraída a partir de répteis e anfíbios, causa diarreia, que pode ser perigosa para as crianças e pessoas com sistemas imunológicos debilitados. A contaminação por giárdia se origina de beber água contaminada por fezes de animais ou de comer frutas ou vegetais não lavados. Embora não letal, é outra causadora de diarreia e ocorre, com frequência, entre camponeses e excursionistas. Outra zoonose comum é a doença da arranhadura de gato, que infecta cerca de 20 mil americanos a cada ano, com sintomas semelhantes aos da gripe. Pode não ser uma praga, mas é uma doença, como muitas zoonoses, que pode ser facilmente evitada desde que se lide cuidadosamente com animais e sempre lave as mãos depois.

Mas o fato de sabermos mais sobre os germes não significa, por si só, que sempre possamos derrotá-los. Estamos constantemente em contato com eles e cada um de nós é um imenso depositário de germes. Isso quer dizer que no ônibus, na classe escolar, na sala de reuniões ou nos estádios estamos trocando, mutuamente, micróbios. Bilhões deles.

Doenças infecciosas matam mais pessoas no mundo do que qualquer outra causa. E, de fato, 80% de todas as infecções, costuma-se dizer, são disseminadas pelo toque, o que não é tão surpreendente quando você sabe que os seres humanos carregam entre 2 milhões e 10 milhões de bactérias, as quais vivem entre nossos dedos e cotovelos – um número que aumenta em nossas mãos cada vez que espirramos ou tossimos, usamos o banheiro ou tocamos objetos externos.

Os CDCs (Centros para Controle e Prevenção de Doenças) estimam que 164 milhões de dias letivos são perdidos a cada ano. Embora nem todas essas faltas sejam causadas por germes, um estudo realizado em Detroit, com 305 escolares, mostrou que muitas doenças eram passadas de uns para os outros. A pesquisa revelou que as crianças que lavavam suas mãos quatro vezes ao dia tinham 24% menos dias de enfermidade causados por problemas respiratórios e 51% menos dias de aula perdidos em razão de mal-estar do estômago do que as que não lavavam as mãos com tanta frequência.

Os germes são grandes viajantes independentes, saltando das mãos humanas para mesas, maçanetas ou teclados de computador, depois voltando para as mãos humanas e entrando em bocas ou olhos, onde podem infectar o hospedeiro. Os CDCs notaram que alguns vírus e bactérias podem sobreviver por duas horas ou mais em mesas, maçanetas ou carteiras, aguardando apenas serem pegos por pessoas desprevenidas.

E eles não estão sempre à espreita onde você imagina que possam se esconder. Ao contrário da crença popular, a área da casa mais infestada por germes não é o banheiro. É a cozinha. Os lugares mais contaminados são aqueles que permanecem úmidos, como a pia, a geladeira e a lata de lixo. No escritório, os bocais de telefone provavelmente guardam mais germes do que qualquer outra superfície, incluindo o vaso sanitário; os botões de elevadores e os teclados de computador são os que aparecem em segundo lugar.

Ainda assim, embora a teoria dos germes exista há cerca de um século e meio, não a entendemos. Algumas pessoas são mais suscetíveis aos germes do que outras e ninguém sabe por quê. Alguns germes são mais poderosos que outros e isso também é um mistério. E mais: algumas coisas que parecem intuitivamente verdade não são. Por exemplo, embora lavar suas mãos pareça uma boa forma de evitar que germes penetrem em seu organismo, ser limpo *demais* pode resultar no aumento de *mais* agentes patogênicos. A pele é uma proteção natural contra os germes, mas lavá-la com muita frequência pode eliminar sua hidratação, umidade, pH, lipídios intracelulares e taxa de cobertura, tornando-a menos apta a fazer seu trabalho.

Considerando esse fato, em 2001, os CDCs sugeriram reavaliar a recomendação feita por "instituições públicas e profissionais da saúde, para uma lavagem mais frequente com detergentes, sabonetes e ingredientes antimicrobianos... tendo em vista os danos causados à pele e o consequente aumento do risco de acolher e transmitir agentes infecciosos".

Misofobia

Prevenir os germes é sensato. Mas, quando passa de uma atitude preventiva a uma obsessão, nos tornamos vítimas de misofobia, que é o medo excessivo de sujeira e germes. Esse termo foi cunhado em 1879 pelo neurologista e cirurgião do exército dos Estados Unidos William Alexander Hammond, que acreditava ser essa condição um sintoma de Transtorno Obsessivo-Compulsivo (TOC), que se concentrava em repetitivas lavagens das mãos. Agora, entretanto, os médicos discutem se a misofobia está sempre associada ao TOC ou se também ocorre como um distúrbio isolado.

O que está claro é que essa condição tem sido exibida por muitos personagens excêntricos. Por exemplo, Nikola Tesla, o cientista responsável pela iluminação fluorescente, pelo sistema alternativo de abastecimento de corrente elétrica e pela bobina de Tesla (entre muitas outras invenções), não gostava de apertos de mãos e, comentava-se, exigia 18 guardanapos para uma refeição. Ele até desenvolveu um "banho" para limpar os germes do corpo usando apenas corrente elétrica.

Um caso mais famoso é do aviador, produtor de cinema e, em certa época, o homem mais rico do mundo, Howard Hughes, que se tornou obsessivamente misofóbico quando ficou mais velho. Um estudo póstumo publicado no *Monitor on psychology* revelou que Hughes passava muito tempo nu em quartos escuros de hotel, usava caixas de lenços nos pés e queimava suas roupas se entrasse em contato próximo com uma pessoa doente.

Outros misófobos incluíram o pianista Glen Gould, que às vezes se apresentava de casaco e cachecol e não gostava de contato humano; o artista Andy Warhol, cujo medo de germes e hospitais era lendário; e a personalidade da tevê Howie Mandel, que cumprimentava os participantes de seu show, *Deal or no deal*, com soquinhos de punho fechado para evitar os apertos de mão.

Como alguns psicólogos acreditam que a misofobia esteja crescendo nos Estados Unidos devido ao maior conhecimento dos germes e doenças, é bom lembrar as palavras do escritor inglês Gilbert Chesterton: "O homem não vive só de sabão; e a higiene, ou mesmo a saúde, não será lá muito boa, a menos que você tenha uma visão saudável dela ou, melhor ainda, sinta por ela uma indiferença saudável".

Compartilhando o segredo

A única forma de assegurar que outras pessoas não passem seus germes para você é evitá-las completamente. Tornar-se um eremita, um misófobo extremo, é radical. Entretanto, então, é melhor apenas atentar para duas precauções bem simples, enfatizadas pelas CDCs e que podem reduzir drasticamente suas chances de contrair doenças dos outros.

Primeiro, e mais óbvio, evite contato próximo com alguém doente. Os germes não podem infectar quem não se expõe a eles.

Segundo, evite tocar seu nariz, boca e olhos com as mãos, sempre que possível: esses são os pontos por onde os agentes patogênicos entram em seu corpo, geralmente via dedos e mãos. Falando em mãos, elas tendem a ficar sujas muito depressa, então a maneira melhor e mais elementar de prevenir infecções de germes de outras pessoas é lavá-las antes e depois de certas atividades, incluindo antes de cozinhar, depois de manusear carne crua, de espirrar ou tossir, e depois de usar o banheiro.

Uma correta lavagem das mãos não se resume, tão pouco, a uma rápida passada sob o jato de água da torneira. Segundo as CDCs, é um processo de cinco etapas:

1. Molhe suas mãos em água corrente limpa e coloque sabão. Se for possível, use água morna.
2. Faça espuma com as mãos e esfregue todas as superfícies.
3. Continue esfregando suas mãos por 15 ou 20 segundos. Se não tiver um relógio nas proximidades, é o período de tempo que você levaria para cantar *Parabéns a você*.
4. Lave bem as mãos sob a água corrente.

5. Seque-as usando uma toalha de papel ou um secador. Se possível, use a toalha de papel para fechar a torneira.

Uma tendência popular na prevenção dos germes é o uso de máscara cirúrgica em locais públicos, como se viu em muitos locais da Ásia e na Cidade do México, durante o surto de H1N1 em 2009. No entanto, muitos vírus são tão minúsculos que não têm dificuldade de passar por essas máscaras, mesmo aquelas especiais, conhecidas como respiradores N-95. Por outro lado, uma máscara pode fazer com que seus conterrâneos questionem sua saúde mental, o que lhe dará bastante espaço para circular em público.

Como esses antigos tratamentos tinham uma taxa de êxito limitada, os pesquisadores médicos continuaram trabalhando e, devagar, ao longo de séculos, a teoria da doença via germe avançou. No século XIV, os médicos árabes levantaram a hipótese de que a Peste Negra fora causada por minúsculas partículas contagiosas. Vários séculos depois, o cientista italiano Agostini Bassi foi o primeiro a postular um papel sobre os germes, enquanto estudava uma epidemia entre os bichos-da-seda. E, como também foi discutido na introdução, o pioneiro da teoria do germe, Ignaz Semmelweis, percebeu, em meados dos anos 1800, que quando a equipe do hospital lavava suas mãos, antes de operar os pacientes, diminuíam complicações como a febre puerperal. Os médicos profissionais não estavam prontos para escutar isso, mesmo que cientistas em toda a Europa estivessem observando minúsculas criaturas sob o microscópio (aperfeiçoado pelo holandês Anton Van Leeuwenhoek, um dos pais da microbiologia) desde o século XVII. O trabalho deles, ao longo das próximas duas centenas de anos, os conduziu a desenvolver teorias sobre o papel dos micro-organismos como causa de doenças. Eles raciocinavam que se pudessem provar uma só causa para a maioria das doenças, então uma abordagem rigorosa e científica poderia ser desenvolvida.

O mais conhecido desses cientistas foi Louis Pasteur, que por volta das décadas de 1850 e 1860, aperfeiçoou o conceito de que o mofo e outros elementos que crescem nos alimentos e nas casas não surgem de repente do nada (uma ideia conhecida como geração espontânea), mas sim são produzidos por micro-organismos. A partir dessa compreensão, Pasteur passou a desenvolver a técnica da pasteurização, o processo de aquecimento de líquidos para matar os micro-organismos que existem neles.

SEGREDO 11

Bons genes

MOUSSA MAMADOU

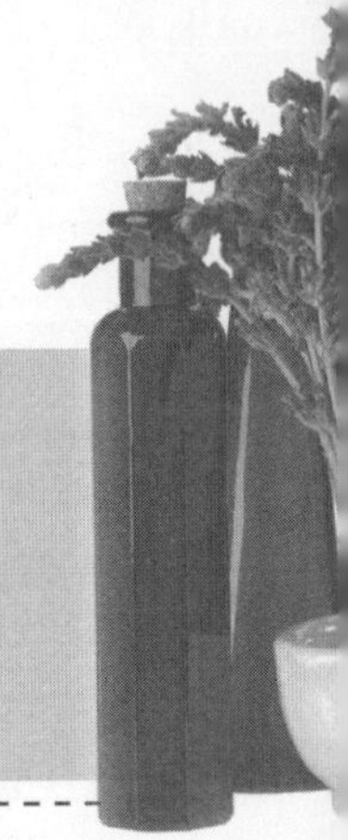

De 1974 a 1976, eu fui voluntário do Corpo de Paz, na república da Nigéria, que fica na África Ocidental. A Nigéria, um país de língua francesa situado no Sahel, ou na parte sul do Saara, foi abatida por uma das piores secas da história moderna; dezenas de pessoas morreram de inanição. O país foi considerado um dos postos mais difíceis do Corpo de Paz. Eu queria uma missão no Pacífico Sul ou na África do Sul e não a seca no deserto, mas, como a maioria dos membros do Corpo de Paz, eu me apaixonei por aquele país.

Minha tarefa era ensinar inglês a alunos que, muitas vezes, já falavam, além do francês, três ou quatro línguas locais, como Djerma, Hausa, ou Fulani. Meus estudantes eram bons com as línguas e seu inglês era satisfatório, embora eles nunca conseguissem dizer direito meu primeiro nome que pronunciavam como "Jin". Geralmente, me chamavam de senhor, sir ou stone ("atordoado"). Em contrapartida, os nomes deles também soavam estranhos para mim: a linha de frente de uma classe era composta por Moussa, Amadou, Mamadou, Mahaman, outro Mamadou e outro Moussa.

O segundo Moussa era um jovem particularmente simpático, cuja família vivia numa aldeia próxima. Numa época em que o país mal sobrevivia e que a renda média estava bem abaixo de US$ 100 por ano, Moussa frequentemente me convidava para jantar em sua casa. Lá, servia comida suficiente para as duas dúzias de parentes e amigos, bem como para mim e, quem sabe, algum outro tal como eu, *anasara* (estranho).

Moussa tinha cerca de 20 anos. Seus pais tinham aproximadamente 45 anos, embora o pai talvez fosse uns cinco anos mais velho que a mãe. Todos os seus quatro avós estavam vivos e presentes; deveriam estar na casa dos 60 ou 70 anos. Quatro dos bisavós de Moussa também estavam ali; embora eu tivesse perguntado muitas vezes, ninguém jamais me contou a idade deles, nem pude descobrir onde estavam. Soube que havia ainda uma tataravó, mas, de novo, esta também nunca se materializou. (Cheguei a pensar que eles poderiam estar falando de entidades não vivas, mas, quando eu aventei essa possibilidade, eles apenas deram de ombros.)

Devido à devastação provocada pela fome, doenças infecciosas e parcos cuidados médicos, muitos nigerianos estavam morrendo muito cedo; na época, tinham uma das menores expectativas de vida do mundo – 41 anos. Mas Moussa e sua família raramente ficavam doentes e viveram mais tempo do que a maioria das pessoas nos países desenvolvidos. Não havia diferença entre a sua dieta e a de seus amigos, nem nos padrões de seus exercícios (não havia uma só academia no país, mas as pessoas costumavam andar quilômetros, muitas vezes carregando objetos pesados). A diferença era relativa à sua saúde e longevidade. Quando perguntei a eles a razão disso, tudo que obtive foram mais movimentos de ombros.

Os fatos sobre a genética

Por que será que algumas pessoas (ou famílias inteiras) parecem estar sempre saudáveis, não importa o que façam, como se comportem ou onde vivam? É uma pergunta que tem sido feita há séculos. Mas uma das questões mais do que essa estão, na verdade, relacionadas a ela – é justamente "De onde vêm os bebês?"

Como acontece frequentemente, Hipócrates está entre os primeiros ocidentais a oferecer resposta à última pergunta. As crianças, ele explicava, são criadas de fluidos destilados dos órgãos corporais de seus pais (pulmões, coração, pâncreas e por aí vai) e esses líquidos se misturam durante o ato sexual.

Aristóteles, depois, contribuiu com sua própria teoria: a semente masculina é destilada de seu sangue, que contém *pneuma* ou espírito. A semente feminina, que está em seu sangue menstrual, modifica esse espírito. O sexo da criança dependeria da temperatura: quem quisesse conceber um menino, deveria esperar por um dia quente; se fosse uma menina, que procurasse uma ocasião fria.

Ao longo dos séculos, os cientistas aprenderam mais sobre os detalhes da reprodução, mas lutaram muito para entender o que determina as características humanas. Enquanto isso, os europeus, que criavam animais, estavam desenvolvendo formas de fazer com que eles fossem mais fortes, mais rápidos e mais dóceis. Como Jim Endersby escreve em seu livro *A ginea pig's history of biology* (Uma história da cobaia da biologia), esses esforços implicavam uma "complexa mistura de experiências iniciais, ensinamentos clássicos e mitos folclóricos" e representavam os primeiros, talvez não anotados, passos na direção de uma verdadeira compreensão dos princípios da herança.

Criadores e cientistas finalmente começaram a se interessar pelas ideias uns dos outros no século XVII e, por volta do XIX, a polinização mútua produziu a primeira geração de biólogos que formalmente investigaram as mecânicas da hereditariedade genética em plantas e animais. Muitas de suas hipóteses iniciais eram, entretanto, sem sentido, como a infame teoria da eugenia de Sir Francis Galton, a qual postulava que a raça humana poderia ser melhorada via criação seletiva.

Então surgiu um monge e uma ervilha. Em 1865, o frei austríaco Gregor Mendel usou seus estudos a respeito da reprodução em pés de ervilha comuns para desenvolver as bases da genética moderna. Entre a época de Mendel e esse exato momento, os cientistas têm trabalhado incessantemente para descobrir os segredos de nossos genes. Aqui está um manual sobre o que sabemos até o momento.

O núcleo de cada célula em seu corpo (exceto as dos glóbulos vermelhos) contém 46 cromossomos, 23 de sua mãe e 23 de seu pai. Cada cromossomo é formado de feixes de ácido desoxirribonucleico (DNA, conforme a sigla mais conhecida derivada do inglês) e reúne toda a informação genética de que seu corpo necessita para desenvolver-se no útero e manter-se depois que você nasce. Os genes são sequências específicas de subunidades de DNA as quais determinam características físicas ou biológicas, como a altura, a cor dos olhos e a predisposição para certas doenças. São cerca de 20 mil genes e influenciam a saúde através dos meios pelos quais se expressam, envelhecem e sofrem mutações.

Mutações (alterações permanentes de uma sequência de genes do DNA) podem ser herdadas dos pais, ocorrer durante a divisão celular ou ser desencadeadas por fatores ambientais. Geralmente são benignas e podem ser até mesmo úteis. A teoria da seleção natural de Charles Darwin, por exemplo, baseia-se na ideia de que as mutações úteis provocam a evolução das espécies. Às vezes, porém, o bom DNA fica ruim; essas mutações podem conduzir a doenças, inclusive a fibrose cística, a Tay-Sachs e o câncer.

As ciências da saúde e da genética acabaram encontrando um terreno comum e hoje a maioria dos geneticistas acredita que nossos genes contêm a matriz de nossa saúde. As mutações, muitas vezes transmitidas através de gerações, são responsáveis por muitas doenças graves. Por exemplo, em 1955, os cientistas descobriram que uma mutação hereditária ou "germinal" estava associada com altas taxas de câncer de mama entre os judeus americanos. Outra mutação causadora de câncer aparece em até 1% dos americanos, o que aumenta de três a oito vezes as suas chances de desenvolver câncer de mama, de pulmão, de estômago, de pele e de pâncreas.

Às vezes não é o que os genes fazem e sim o que não fazem que afeta a saúde das pessoas. Em 1994, pesquisadores que trabalham com camundongos isolaram o gene OB que envia sinais hormonais ao cérebro informando que já comemos o suficiente. Uma mutação do gene OB torna difícil avaliar quando alguém está satisfeito e se cogita que possa ser responsável por alguns tipos de obesidade.

Supõe-se que perder peso ajude a prevenir doença cardíaca, mas isso pode não ser válido se você já está predisposto geneticamente a isso. Em 2007, dois diferentes estudos descobriram que uma mutação genética pode causar algo como de 30% a 64% de aumento na probabilidade de ter doença cardíaca. Ambos os trabalhos estimam que cerca de 20% a 25% dos caucasianos têm essa mutação. Mesmo mantendo um estilo de vida saudável, essas pessoas ainda têm um elevado risco de ataques cardíacos.

Fatos como esse podem levar a imaginar que nossos genes são como bombas-relógio prontas a explodir a qualquer momento abatendo-nos com câncer ou alguma doença rara. Entretanto, um novo campo da ciência chamado epigenética sustenta que os nossos genes funcionam em conjunto com as condições externas como a dieta, o estresse, o ambiente e a alimentação materna. Um jeito de fazer isso é através de um processo conhecido como metilação, o que aumenta ou diminui a expressão de um gene pela exposição a certos nutrientes.

Estudos epidemiológicos têm mostrado que o excesso de desnutrição durante a gravidez de uma mulher pode gerar problemas de saúde em sua prole. O mais famoso desses trabalhos talvez seja o estudo holandês sobre a fome (*Dutch famine study*), no qual os cientistas examinaram os efeitos da privação de alimento durante a gravidez em crianças concebidas durante a falta de alimentos que ocorreu na Segunda Guerra Mundial, conhecida como Fome de Inverno. Quando adultos, os filhos dessas mulheres tiveram altas taxas de doenças cardíacas, diabetes e doenças mentais, provavelmente devido à ausência de metilação de genes que receberam de suas mães desnutridas.

Metilação demais pode ser tão problemático quanto de menos. Uma pesquisa realizada em 2008 revelou que os adultos que cometeram suicídio depois de serem abusados ou negligenciados quando crianças tinham excesso de metilação no DNA das células do hipocampo, uma das áreas-chave do cérebro associadas com a função emocional.

O estresse diário também compromete os genes que controlam o sistema imunológico. Um estudo de 1990 indicou que o estresse reduzia a capacidade das células brancas do sangue de estudantes de medicina de reconhecer os vírus e as bactérias. Se o estresse for crônico, mostrou o estudo, pode até mesmo reduzir as estruturas das pontas dos cromossomos chamadas telômeros, fazendo com que as células envelheçam mais depressa.

Os telômeros protegem os genes contra danos e os organiza na posição correta. Cada vez que uma célula se divide, os telômeros encolhem ligeiramente. Quando ficam muito curtos, a célula para de funcionar. Esse encolhimento provavelmente se revela na aparência das pessoas que têm vidas muito estressantes – como o notável processo de envelhecimento observado em presidentes americanos que cumprem dois mandatos.

A imutabilidade do nosso DNA ainda está em julgamento. Um campo da ciência afirma que somos escravos dele, outro sustenta que o nosso ambiente pode modificá-lo. Uma coisa é certa: para permanecermos saudáveis, é preciso atentar para o que indica nossa herança genética e oferecer respostas adequadas. Se em sua família houver casos de pressão arterial elevada, é melhor alimentar-se com baixo teor de gordura e manter uma dieta de pouco sal; se o câncer de mama for comum, as mulheres devem fazer mamografias regulares depois dos 40 anos para detectar tumores malignos antes que se tornem fatais.

Esses precedentes históricos não precisam nos condenar, entretanto. Cuidar bem da sua saúde pode impedir qualquer probabilidade genética que pareça estar prestes a desenvolver-se. Você pode não ser capaz de controlar as mutações genéticas recebidas de seus pais, mas há provas cada vez mais evidentes de que você pode reduzir os riscos que elas representam.

Compartilhando o segredo

Se há um segredo que você realmente não pode compartilhar, talvez seja esse, a menos que você tenha encontrado uma maneira de voltar no tempo para selecionar pais com genes melhores. É verdade que algumas religiões que acreditam em reencarnação entendem que você pode escolher sua mãe e seu pai, mas, mesmo assim, será uma vida antes de ter outra escolha.

No lado mais científico, porém, as novas descobertas da pesquisa indicam a esperança de que nós podemos alterar nossos telômeros. Em uma recente entrevista ao *The New York Times,* a doutora Elizabeth H. Blackburn, ganhadora do Prêmio Nobel de Medicina de 2009, chamou essas estruturas de "capas protetoras nas extremidades dos cromossomos", comparando-as a pontas de cadarços: assim como os laços se desfazem e se desgastam quando as pontas dos cadarços se perdem ou se rompem, os telômeros truncados podem prejudicar a saúde devido à maneira como eles limitam a vida útil da célula, os telômeros reduzidos têm sido relacionados a doenças da idade. Então aqui está a boa notícia: um estudo recente com trinta homens vítimas de câncer de próstata (dirigido em parte por Blackburn e a coganhadora do Prêmio Nobel de Medicina, a cientista Carol Greider) revelou que alimentar-se com uma dieta de baixo teor de gordura e à base de vegetais juntamente com a prática de exercícios moderados e o controle do estresse aumentou a atividade dos telômeros em quase 30% em determinados tipos de células imunológicas. Essa alteração impediu que os telômeros se deteriorassem, o que, segundo o estudo, pode ajudar a prevenir esses cânceres de se espalhar.

Em outras palavras, este estudo, bem como muitos outros, oferecem evidências de que a nossa composição genética não é necessariamente fixa. Além disso, epigeneticistas acreditam que o ambiente externo pode realmente mudá-la. O doutor Bruce Lipton, autor de *The biology of belief* (A biologia da fé) e ex-professor da Faculdade de Medicina e cientista pesquisador, afirma que os genes e o DNA não controlam a nossa biologia, mas são controlados por sinais que vêm de fora da célula. Se essa hipótese estiver correta, é mais uma razão para enviar a seu DNA as melhores imagens possíveis sobre comer bem, fazer exercícios e experimentar alguns dos outros segredos revelados neste livro.

SEGREDO 12

Remédios vegetais

LI CHING-YUEN

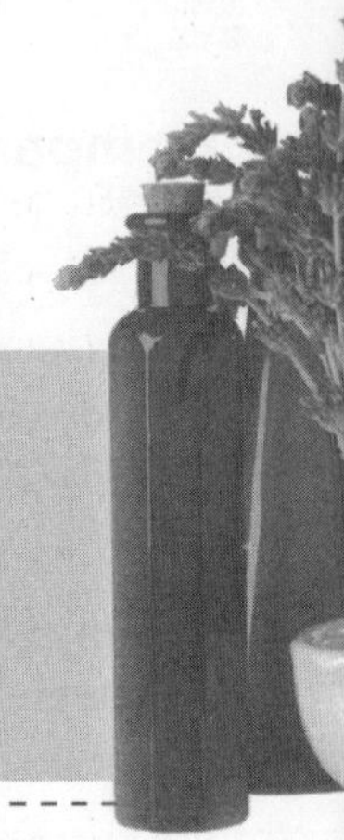

Em maio de 1933, tanto o *The New York Times* como a revista *Time* noticiaram a morte de um velho chinês chamado Li Ching-Yuen. Justamente o quão velho ele era tornou-se um tema polêmico: Li Ching-Yuen alegava ter nascido em 1736, algo que resultaria em ter 197 anos no momento de sua morte.

Alguns estudiosos chineses, acreditando que o homem esquecera a data correta de seu nascimento, começaram a trabalhar para descobrir a verdade. Não levou muito tempo para que o professor Wu Chung-Chien, da Universidade Minkuo produzisse uma certidão de nascimento provando que Li não poderia ter os 197 anos que alegara. Ele tinha realmente 256 anos de idade.

O único fato indiscutível sobre a vida de Li é a data de sua morte. O resto de sua história é uma miscelânea de lendas, boatos e contos que se misturam de fontes obscuras. A lenda diz algo assim: Li nasceu Chyi Jian Hsien, na província chinesa montanhosa Sichuan, em 1677 ou 1678; a certidão de nascimento supostamente atesta isso. Li passou seus primeiros 70 anos caminhando pela China, recolhendo e vendendo ervas medicinais. Durante essa trajetória, ele também se tornou um mestre na arte marcial *qi gong* e começou a complementar sua dieta com ervas, incluindo ginseng, centelha asiática e *goji*.

Quando completou 71 anos, ele se mudou de Kai Hsien com o objetivo de trabalhar no exército chinês como conselheiro tático e professor de artes marciais, uma posição em que permaneceu durante cerca de 170 anos. Em 1927, o general Yang Sen convidou Li para morar com ele, de maneira que pudesse estudar os segredos de Li para envelhecer extraordinariamente gracioso.

O relatório posterior de Yang, "Um relato factual de um homem de sorte de 250 anos de idade", descreveu Li como tendo unhas muito longas e uma compleição rosada (unhas longas era uma característica comum entre os homens chineses daquela época; mas não ter 250 anos de idade).

Li voltou ao lar um ano mais tarde para viver com sua 14ª ou 24ª esposa, dependendo de quem fizesse a contagem. Foi naquele momento que o jornal *The New York Times* conversou com ele, informando que muitos de seus vizinhos idosos juravam que Li havia convivido algum tempo com os avós deles e que, naquela época, ele mesmo já era um homem muito velho.

Quando Li morreu, deixou para trás, além de 180 supostos descendentes, um axioma simples para a longevidade: "Mantenha o coração tranquilo, sente como uma tartaruga, ande ligeiro como um pombo e durma como um cão". Ele legou ainda que eram as ervas chinesas que o mantinham vivo, não apenas por mais de um século, mas também em ótimo estado de saúde.

Os fatos sobre as ervas

Os remédios herbais são muito ridicularizados pela comunidade médica ocidental, porém um crescente conjunto de pesquisas está provando que, mesmo que Li não tivesse 256 anos de idade quando morreu, ele estava certo sobre os poderes de promoção da saúde que as ervas têm.

A expressão remédios herbais (ou fitoterápicos) se referem a plantas que parecem ter propriedades medicinais; podem ter sido os primeiros medicamentos usados e estudados pelo homem. Ainda hoje, cerca de um quarto de todos os medicamentos prescritos é derivado de várias fontes vegetais, como os arbustos e as ervas.

Embora haja cerca de meio milhão de diferentes plantas crescendo na Terra, atualmente apenas uma parte delas – aproximadamente cerca de 5 mil – foi estudada quanto a seus benefícios medicinais.

Essa falta de pesquisa deve-se, em grande parte, à imensa disponibilidade de plantas, o que significa que elas não podem ser tão rentáveis como os medicamentos criados e desenvolvidos industrialmente. Mesmo assim, o que sabemos sobre as plantas tem um alcance impressionante, pois abrange desde aliviar a pressão sanguínea até estimular o sistema nervoso. De destruir micro--organismos patogênicos a impulsionar o sistema imunológico.

E elas são extremamente fáceis de encontrar. Vamos analisar os fatos que estão por trás de uma amostra de refeição contendo plantas que curam ao mesmo tempo em que nutrem.

Comecemos com a bebida: chá-verde, um elemento básico da dieta de Li. O chá verde, junto com as outras variedades, preto, branco e *oolong,* é feito a partir das folhas da planta *Camellia sinensis* e tem sido utilizado medicinalmente na China há pelo menos 4 mil anos. Quando os médicos ocidentais realmente resolveram estudá-lo, descobriram que ele é repleto de antioxidantes chamados polifenóis, especialmente as catequinas e, em particular, a epigalocatequina galato (EGCG)

A tarefa dos antioxidantes é destruir os radicais livres do organismo que causam danos às células, modificam o DNA e contribuem para as doenças crônicas. Em estudos clínicos, os polifenóis do chá-verde têm revelado que aumentam o metabolismo e ajudam a queimar gorduras, protegem contra doenças do fígado, controlam os níveis de açúcar no sangue, diminuem o colesterol ruim e aumentam o colesterol bom. Os polifenóis também inibem o crescimento de células cancerígenas em animais e alguns estudos indicam a possibilidade de benefícios semelhantes em seres humanos.

Li dizia que costumava tomar outro remédio herbal, popularmente conhecido pelo nome no Sri Lanka de *gotu kola* (centelha asiática). *Gotu kola*, uma prima da salsinha, é nativa das terras úmidas existentes em muitas áreas da Ásia, do Sul da África e do Pacífico. De acordo com a Sociedade Americana do Câncer, estudos têm demonstrado que ela pode melhorar a circulação e ajudar a reduzir o inchaço nas pernas produzido pelas veias varicosas e pela má circulação. Quando aplicada topicamente, substâncias químicas presentes na *gotu kola*, denominadas triterpenoides, promovem a cicatrização de cortes e de queimaduras leves. Algumas evidências também sugerem que a *gotu kola* pode reduzir o crescimento de tumores.

Outra bebida que pode ser incluída em nossa refeição saudável é o chá de ginseng. Poucas ervas são tão polêmicas como o ginseng – a maioria quase em razão das extensas reivindicações que seus defensores apresentam. Mas os benefícios parecem ser reais: muitos estudos revelam que o ginseng tem propriedades antioxidantes e protetoras do fígado, bem como impulsionadoras do sistema imunológico, embora haja informações contraditórias em relação ao fígado.

Passando para o lado da sopa: muitos caldos asiáticos (especialmente os da Tailândia) são aromatizados com erva-cidreira, um remédio há muito tempo recomendado e que também é um ingrediente bastante comum em sabonetes e velas repelentes de insetos. É amplamente utilizada não apenas por seu aroma e sabor cítrico, mas também porque é um potente antibactericida contendo geranial e neral, conhecidos agentes antimicrobiais. Um estudo recente publicado no *Internet Journal of Microbiology* mostrou que o óleo de erva-cidreira pode inibir o crescimento de vários tipos de micróbios nocivos.

Para adicionar um tempero especial à sopa, salpique um pouco de pimenta caiena. Seja em sua forma integral ou como especiaria, essa erva tem sido usada para tratar problemas gastrintestinais e promover a saúde do coração. Há certas evidências que apoiam os benefícios cardiovasculares da caiena; um estudo recente mostrou que o consumo desse tempero pode ajudar aqueles que sofrem de azia. Além disso, essa pimenta é rica em vitaminas A, C e do complexo B, carotenoides, cálcio e potássio.

Para o prato principal, pense em um assado temperado com gengibre, uma raiz que não apenas acrescenta sabor, mas também ajuda a acalmar o estômago. Os fenóis do gengibre (um tipo de componente químico) auxiliam a digestão e relaxam os músculos do estômago. Segundo a Sociedade Americana do Câncer, vários estudos vêm demonstrando a eficácia do gengibre no alívio da dor de estômago e das náuseas, especialmente se estas tiverem relação com a gravidez. Também pode reduzir o mal-estar produzido pela quimioterapia, segundo pesquisa recente do Instituto Nacional do Câncer, dos Estados Unidos.

Para terminar a refeição tente uma compota de ruibarbo temperada com canela. Originário da Ásia, o ruibarbo tem sido usado há milhares de anos para o tratamento de males do estômago. Seu caule vermelho-escuro também está repleto de antioxidantes que mantêm saudável a circulação sanguínea, bem como vitaminas C e K que contribuem para a saúde dos ossos.

A canela, que se dizia ser cultivada em ninhos de fênix, provou ter propriedades antibacterianas naturais. Estudos revelaram que seu óleo pode ser um antibiótico eficaz contra certas cepas perigosas de *Streptococcus*. E pela mistura de casca de canela, óleo de limão e de eucalipto, você pode criar um antigo desinfetante para as mãos, o "óleo de ladrões", assim chamado porque era usado por assaltantes de túmulos na Idade Média para livrá-los de infecções depois que manuseavam cadáveres putrefatos.

Como mencionado anteriormente, apesar dos milhares de anos de evidências notáveis e do que sabemos sobre a propriedade de certas plantas, ainda há uma carência de ensaios clínicos de tipo duplo-cego, demonstrando a eficácia de remédios herbais e de outros tipos de plantas. Alguns dos testes já realizados produziram resultados não conclusivos no melhor dos casos, e no pior, substâncias que revelaram ser perigosas para o consumo humano.

Devido a essas alegações não comprovadas, na América as ervas são comercializadas como "suplementos de saúde", em vez de estar na categoria de medicamentos, o que significa que as normas que as regem são menos rigorosas. Essa diferença criou um imenso mercado de substâncias relativamente desconhecidas, algumas das quais podem ser danosas se tomadas inadequadamente ou sem um completo conhecimento de suas potenciais interações com outros suplementos herbais e/ou medicamentos industrializados. Na Europa e na Ásia, entretanto, os remédios herbais são considerados mais importantes e muitas vezes sua venda é feita em drogarias, junto com os remédios. Em muitos países como a Inglaterra, as faculdades herbalistas são fundadas pelo governo do estado.

Ervas e comida

As ervas se misturam bem com a comida. Mas nem sempre com os medicamentos. De acordo com o artigo de 2010, publicado no *Journal of the American College of Cardiology*, certas variedades podem interferir em drogas comumente receitadas para o coração, da mesma forma que com outras relacionadas ao sangue. Por exemplo, alho e gengibre podem aumentar o risco de hemorragia em pacientes que estejam tomando anticoagulantes; e a erva-de-são-joão, geralmente tomada para aliviar a depressão, pode aumentar a pressão arterial e a frequência cardíaca. No entanto, o Conselho para a Nutrição Responsável, uma associação das indústrias de produtos herbais, afirma que o artigo é "um tendencioso, mal escrito e fantasioso ataque contra os suplementos herbais". Questão básica: embora os dados ainda sejam inconclusivos, trate as ervas como você faria com qualquer outro remédio ou suplemento potente e use-as com responsabilidade.

Um estudo de 2008, publicado pelo *Journal of the American Medical Association* (*JAMA*) revelou que quase 21% de 193 suplementos herbais comprados *on-line* em *sites* destinados a vender remédios aiurvédicos continham substâncias perigosas incluindo chumbo, mercúrio e/ou arsênico. Em 2005, a Associação Americana de Centros de Controle de Venenos recebeu 5.334 relatos de reações adversas a suplementos alimentícios incluindo vitaminas, óleos e ervas.

Mesmo assim, o negócio está crescendo. De acordo com o *Nutritional Business Journal*, em 2008, as vendas de suplementos herbais na América somaram US$ 25,2 bilhões, o que significou um aumento de mais de 6% em relação ao resultado do ano anterior.

Compartilhando o segredo

O segredo para liberar o poder das ervas reside na ingestão de quantidades adequadas dos tipos corretos. Voltando aos elementos da refeição à base de plantas: ao beber o chá-verde, o tipo mais saudável é o de folhas soltas, em vez dos acondicionados em saquinhos. O chá em saquinhos vem finamente picado, o que faz com que as folhas percam seu frescor e nutrientes mais depressa. O chá comum contém o dobro de catequinas (antioxidantes) do que os descafeinados, três vezes mais do que o aromatizado e dez vezes mais que o engarrafado.

O ginseng é encontrado de muitas formas diferentes; a eficácia de um produto à base dessa raiz depende da concentração e da variedade de ginsenosídeos (os compostos ativos saudáveis) que ele contém. Da mesma forma que com outros produtos herbais, não há regulamentação quanto à potência da erva empacotada que você compra, assim fale com especialistas ou procure informações confiáveis na internet. Para o paciente talvez faça mais sentido comprar a própria raiz. Você pode fazer um chá com ela deixando a raiz fermentar por uma hora mais ou menos no bule. Há pessoas que mastigam a própria raiz do ginseng embora fervê-la por dez minutos fará com que fique mais palatável.

A erva-cidreira fresca costuma estar disponível na maioria dos supermercados, assim como o gengibre. Considerando que este último pode ser amplamente utilizado de várias formas na cozinha, a erva-cidreira fica melhor quando picada e usada em conjunto com outras ervas aromáticas, como a pimenta chilli, o alho e o coentro. As folhas que ficam longe do caule são muito difíceis de comer, então as remova para revelar o centro roxo-claro antes de cozinhar.

O ingrediente medicinal ativo na pimenta caiena é a capsaicina, presente em todas as pimentas chilli. Se você não quer adicionar a potente pimenta vermelha em sua alimentação, tente as mais suaves para contar com suas propriedades sem tanto calor.

Com ruibarbo, à semelhança de qualquer outro alimento com altas quantidades de fibra, devem ser tomados cuidados especiais para não exagerar na ingestão, pois pode causar diarreia. Além disso, graças à sua natural acidez, muitas vezes ele é cozido com muito açúcar, anulando os benefícios que pode proporcionar à saúde. Em vez do açúcar tente cozinhar pedaços dos talos em sucos de fruta para prepará-lo com baixa caloria.

Além de sua utilidade no cozimento, a canela também é muito eficaz para revelar e aprofundar sabores salgados. Em vez de consumi-la sob a forma de bolos e na torta de maçã, adicione uma pitada em sopas ou legumes consumidos no inverno, como a cenoura e a abóbora.

Inúmeras outras ervas podem ser usadas tanto para fazer alimentos como para proteger sua saúde. Muitas são apresentadas em forma de pílulas, mas nesse caso não tão eficazes como as ervas naturais.

Como os poderes completos das ervas, bem como seus possíveis efeitos colaterais, não são conhecidos, aja com cautela. Se quiser, consulte um profissional herbalista para selecionar as plantas que são mais apropriadas ao seu caso. Muitos sites na internet podem ajudar você a encontrar um bom herbalista.

A MODA DA EQUINÁCEA PÚRPURA

Se você já passou algum tempo ao ar livre nos Estados Unidos, principalmente no leste do país, há grande possibilidade de já ter esbarrado em algumas plantas do tipo equinácea. Geralmente chamada de equinácea púrpura, ela é encontrada na região central e leste do país. Foi usada, por muito tempo, como uma panaceia por todos os índios norte-americanos das planícies. Os médicos ocidentais começaram a adotá-la no âmago de um movimento ocorrido no final do século XVIII e conhecido como medicina eclética, que se baseava fortemente na cura botânica, derivada de muitos remédios usados pelos nativos americanos. Os médicos ecléticos receitavam equinácea para tudo, desde picadas de serpente a envenenamento por antrax. A equinácea continuou a ser amplamente utilizada durante os primeiros 25 anos do século XX até que, em 1928, a descoberta da penicilina ajudou a reduzir sua popularidade, da mesma forma que a de outras drogas herbais. Entretanto, ela retornou na última década e hoje é amplamente utilizada por herbalistas, homeopatas, naturopatas e outros especialistas para auxiliar no combate ao resfriado comum.

Mas a equinácea funciona de fato? Dezenas de estudos foram inconclusivos. A oposição cita um estudo da Universidade da Virgínia, divulgado em 2005 no *New England Journal of Medicine*, que concluiu: "Os extratos de raiz de *E. angustifolia*, isoladamente ou combinados, não têm efeitos clínicos significativos sobre o rinovírus ou as doenças dele resultantes". Os defensores se basearam em um metaestudo de 2007, que avaliou 14 trabalhos anteriores na revista médica *Lancet: Doenças Infecciosas*, que concluiu que a equinácea "reduziu as chances de desenvolvimento do resfriado comum em 58 %... e a duração dos mesmos de um a quatro dias".

Ambos os estudos têm sido duramente criticados pelos respectivos opositores. Uma das principais diferenças entre os dois era de que estavam observando diferentes tipos de equinácea. O estudo da Universidade da Virgínia analisou a *E. angustifolia*; o outro, várias espécies, em particular a *E. purpurea*. Embora a *angustifolia* tenha sido usada pelos nativos americanos, a *purpurea* é considerada a espécie que oferece a maioria dos benefícios à saúde e é também a que o governo alemão recomenda para combater o resfriado comum. Sua pesquisa sobre a planta revelou que ela tem propriedades antivirais, antibacterianas e anti-inflamatórias.

SEGREDO 13

Água oxigenada (H_2O_2)

BILL THOMPSON

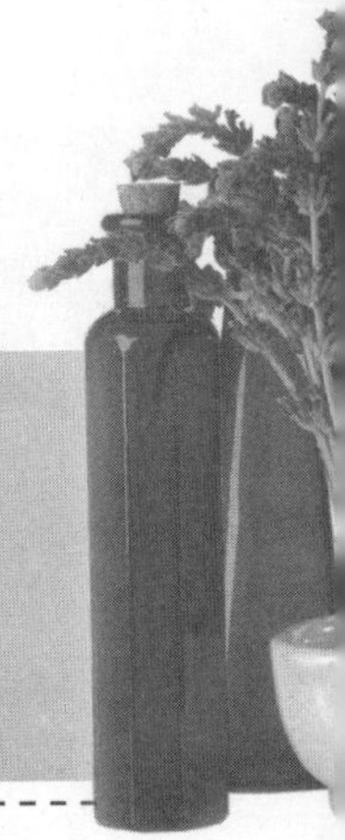

Quer encaçapar uma bola em uma só tacada? Seu carro parece estar sem brilho? Está aborrecido por causa de algumas estrias? Você, ou alguém que conhece, tem uma faca Ginsu?

Mas espere! Tem mais! Dispositivos de segurança domésticos, oportunidades imobiliárias, produtos para acabar com odor corporal – se você alguma vez assistiu à televisão tarde da noite, é bem possível que conheça o trabalho de Bill Thompson, de 63 anos. Depois de uma carreira diversificada em termos de trabalhos e localizações, Bill hoje possui e dirige a TV Inc., em Clearwater, na Flórida, uma consultoria cuja missão é ajudar as empresas a apresentar seus produtos ao mercado por meio de comerciais; por produtos entende-se qualquer coisa desde um processador até um candidato à presidência americana.

Bill tem um profundo respeito pelas pessoas com quem concorda trabalhar, mas não por clientes potenciais que chegam a ele com ideias que lhe parecem insanas. Uma delas lhe foi apresentada por um homem que queria lançar uma empresa de aluguel de ações: se você pode se dar ao luxo de comprar uma ação, pode alugá-la durante certo tempo. Bill rapidamente lembrou-lhe de várias pessoas que foram presas por essa prática.

Outro homem apareceu com uma caneta esferográfica "sem bateria". "Você alguma vez já viu algo assim?" "Aqui está uma Bic", Bill respondeu. O homem ficou furioso. "Vou processá-los", ele saiu chispando.

Outro conceito rejeitado foi um assento de privada portátil, inventado por uma mulher para pessoas que se sentem desconfortáveis ao entrar em contato com esses assentos em banheiros públicos. Ainda assim, há quem possa considerar a rotina de saúde de Bill bastante incomum – ele molha a cabeça em água oxigenada, cujo nome científico é peróxido de hidrogênio.

Ele soube do peróxido de hidrogênio através do médico, pesquisador e especialista no assunto Kenneth Seaton. Entre outras coisas, os estudos de Seaton revelaram que quando as bactérias benéficas de seu organismo se encontram com as bactérias nocivas, elas excretam um pouco desse composto para destruí-las. Então, o pensamento voa, água oxigenada é um natural matador de germes.

Assim, a cada manhã, Bill derrama uma xícara cheia de água oxigenada em uma pia repleta de água morna, fecha os olhos, mergulha a cabeça nesse líquido e sopra bolhas pelo nariz para fazer a mistura circular. "Fico ali em pé nu, meu rosto na água, espero que ninguém fique atrás de mim, porque não é lá uma bela visão", ele diz.

Bill credita a essa rotina a sua perfeita saúde; em mais de duas décadas ele não teve um resfriado sequer. Em seu último exame físico geral o médico lhe disse que seu ecocardiograma era o de uma pessoa de 20 anos. Bill vai um pouco mais longe: "Quando você tira seu rosto da água, sente como se tivesse 18 anos".

Fatos sobre a água oxigenada

Produzir combustível para foguete, remover a cera do ouvido, clarear os dentes, os cabelos, limpar bancadas, roupas, vegetais e frutas – as aplicações do peróxido de hidrogênio são inúmeras, embora seu uso principal seja na indústria americana de papel, para branqueamento e processamento da polpa.

Logo depois que o composto foi isolado pela primeira vez por um químico francês, em 1818, o uso da água oxigenada proliferou. Conforme indica a lista anterior, a maioria deles era não medicinal, até que, em 1920, a revista médica britânica *The Lancet* publicou os resultados promissores de um tratamento que envolvia infusões de água oxigenada em pacientes com gripe.

Na década de 1940, o padre Richard Willhelm – fundador da Preocupação Educacional com o Peróxido de Hidrogênio, uma organização não lucrativa dedicada a esclarecer o público sobre o uso seguro e os benefícios terapêuticos da substância – informou que o composto pode ser utilizado como um tratamento para todo o tipo de doença, de problemas de pele a poliomielite. Hoje em dia, seus defensores afirmam que pode ser eficaz também para artérias entupidas, câncer ou infecções de ouvido.

Menos controversa é a forma como o peróxido de hidrogênio funciona para curar ferimentos superficiais, como picadas de insetos e aftas: quando exposto ao ar, ele se decompõe, liberando radicais livres sob o formato de átomos de oxigênio. Esses radicais livres oxidam e, em seguida, matam todas as bactérias existentes nas proximidades, desinfetando a pele. E, de acordo com Bill Thompson, intacto, o peróxido protege a pele contra todos os invasores.

Quem sabe? Houve pouca pesquisa a respeito do composto, em parte porque ele não pode ser patenteado, portanto não se constituirá em uma lucrativa fonte de receita para ninguém. Como as ervas e o peróxido de hidrogênio, muitos segredos de saúde com milhões de usuários carecem de provas científicas formais. Esses medicamentos variam de florais de Bach à aromaterapia, de poções homeopáticas a óleo de prímula. Esses tratamentos baseados em substâncias facilmente disponíveis podem ou não ser eficazes para um determinado indivíduo, mas quando estão envolvidas maiores populações nós não podemos saber se realmente funcionam, a menos que sejam realizadas pesquisas em larga escala.

Os três segredos incomuns

Ao contrário do que acontece com a água oxigenada, os benefícios à saúde de uns poucos remédios incomuns ou improváveis estão sendo submetidos a estudos nos Estados Unidos e em outros países. Aqui estão três dos mais estranhos:

Terapia de desbridamento larval (TDL)

Há séculos, o pessoal que trabalhava em campos de batalha notou que os soldados cujos ferimentos ficavam infestados de larvas se curavam mais depressa do que os que não apresentavam esse detalhe. Os médicos perceberam que as larvas (de mosca) devoravam o tecido morto, sem afetar o tecido saudável. As larvas também secretam substâncias que podem até mesmo matar as bactérias.

Mais de 50 artigos científicos foram publicados descrevendo o uso medicinal das larvas, 6 mil pacientes constam de histórias de casos e cerca de 400 participaram de estudos clínicos sobre esses repulsivos seres. Os resultados foram tão impressionantes que em 2004 a terapia de desbridamento larval foi declarada um tratamento aprovado pela agência reguladora.

Ventosas quentes

Nessa técnica, um copo em forma de sino de cerca de 230 mL, aquecido com fogo, é colocado nas costas do paciente, criando um vácuo quando o objeto entra em contato com a pele. De oito a doze deles são alinhados em duas colunas paralelas, para serem removidos depois de uns 20 minutos. De acordo com a Sociedade Americana do Câncer, essa prática é recomendada "principalmente para tratamento da congestão dos brônquios, da artrite e da dor. Também é aplicado para aliviar a depressão e reduzir inchaços. Entretanto, a instituição alerta que "as evidências científicas disponíveis não oferecem base para as alegações de que essas ventosas trazem benefícios à saúde".

Urinoterapia

Algumas vezes chamada de medicamento mais antigo do mundo, a urinoterapia ou uropatia consiste no uso da própria urina, geralmente na forma de bebida ou de massagem na pele, para melhorar a saúde. Milhões de pessoas juram que é eficaz. A cantora Madonna explicou uma vez no programa de entrevista de David Letterman que ela conseguiu curar seu renitente pé de atleta urinando em seus próprios pés no chuveiro. A atriz Sarah Miles bebeu sua própria urina durante três décadas, certa de que curava alergias. Comenta-se que o líder indiano Mohandas Gandhi também acreditava na uropatia.

Seus praticantes, denominados uropatas, alegam que a "autoterapia oral" – beber sua própria urina – imuniza as pessoas contra muitas formas de câncer. Tal afirmação baseia-se na lógica de que os antígenos de células cancerosas são expelidos através da urina e que introduzi-los de novo no sistema imunológico estimularia o organismo a criar anticorpos.

Há pouca evidência científica a respeito da uropatia, mas ela está sendo estudada. Um dos obstáculos, entretanto, é a dificuldade de realizar testes cegos. É difícil esconder o fato de que as pessoas submetidas à pesquisa estão bebendo urina, em vez de um placebo que tem cheiro e gosto semelhante, e poucas pessoas aceitariam beber a urina dos outros.

Isso talvez nunca aconteça, mas o que existe de pesquisa a respeito está sendo auxiliado e monitorado por uma agência do governo dos Estados Unidos. Devido ao nível de interesse em alternativas para a medicina convencional do Ocidente – 40% dos americanos dizem que usam –, o Instituto Nacional de Saúde (NIH) criou, em 1991, uma divisão especial, o Departamento de Medicina Alternativa. Em 1998, essa instância foi recomposta como Centro Nacional de Medicina Complementar e Alternativa (NCCAM).

O NCCAM é a agência do governo federal que conduz pesquisas científicas sobre os sistemas de proteção à saúde, às praticas e aos produtos que geralmente não são considerados parte da tendência dominante. O NCCAM financia investigações sobre como as várias alternativas afetam a cura. Entre os projetos atuais estão os resultados do *tai chi* sobre a osteoporose em mulheres e os da acupuntura em relação a dores crônicas.

Até que uma pesquisa da NCCAM produza mais resultados, a melhor maneira de avaliar tratamentos para os quais há pouca evidência médica talvez seja analisar caso a caso. Por um lado, a falta de prova científica não significa necessariamente que o remédio seja ineficiente. Por outro, há muito óleo de cobra em que desperdiçar dinheiro, e alguns produtos apresentados como curativos têm causado sérios danos – por exemplo, o Radithor, uma panaceia que existiu no começo do século XX e que era composta por água destilada com uma pequena quantidade do elemento químico rádio. O Radithor era divulgado como "um sol perpétuo", mas levou alguns de seus usuários à escuridão permanente como o barão do aço Eben McBurney Byers, que morreu poucos meses depois de tomar seu primeiro gole.

Compartilhando o segredo

Se você quiser experimentar um regime de água oxigenada, a fórmula de Bill é simples: derrame uma xícara do produto numa bacia de água e, de olhos fechados, mergulhe sua cabeça fazendo bolhas pelo nariz. Seque-a, depois. Não se preocupe com o seu cabelo. O composto estará muito diluído para clareá-lo.

Lembre-se, entretanto, que o peróxido de hidrogênio é H_2O_2, não H_2O. Seus gases são potencialmente perigosos; doses concentradas podem ser muito corrosivas e mesmo pequenas doses podem clarear as roupas se espirrarem nelas. O mais importante é que é perigoso se for ingerido: como ele se decompõe no estômago, isso libera grandes quantidades de gás podendo causar hemorragia interna.

SEGREDO 14

Levantando peso

SASHA LODI

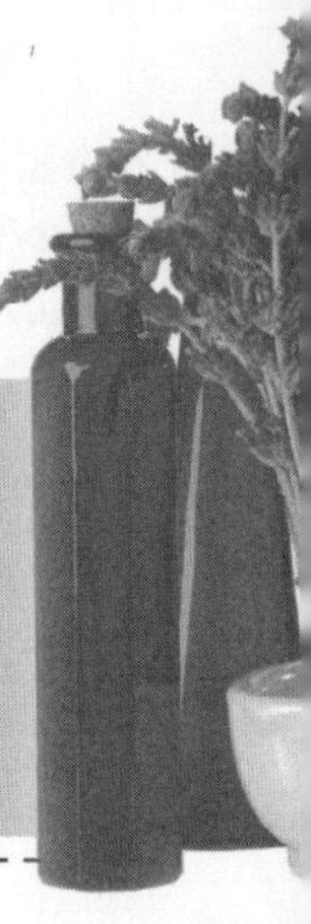

Uma rápida olhada para Sasha Lodi pouco revela. Ele tem uma estrutura poderosa, apesar da pouca altura, abaixo da média; seus fartos cabelos são bem negros, mas seu rosto é desgastado e cheio de rugas. Ele pode ser de cultura latina ou mediterrânea e sua idade está em algum ponto entre os 40 e os 60 anos.

Na realidade, ele é um levantador de peso tibetano de 73 anos.

Os pais de Sasha deixaram sua cidade natal, Lhasa, em 1947, durante o período de agitação política e se mudaram para Karachi, no Paquistão. Seu pai era um médico homeopata; sua mãe criou Sasha e seus sete irmãos e irmãs. A família se deslocou para a Europa, vivendo na Inglaterra, na França e na Itália, antes de finalmente partir e fixar-se em Ontário, no Canadá, onde Sasha cursou a faculdade, conseguindo formar-se em química orgânica, "algo que eu nunca usei".

Em vez disso, ele ingressou no ramo dos exercícios físicos e foi parar na cidade de Nova York, onde primeiro trabalhou em um *spa* e depois abriu sua própria marca de roupas, denominada, naturalmente, Sasha. Cansado da moda, em 1988 ele retornou à academia como treinador, no Excelsior Club, situado na parte alta do lado leste da ilha de Manhattan; vinte anos depois, ele ainda está lá. Nesse meio-tempo, ele se casou e teve dois filhos.

Sua saúde tem sido excelente ao longo de toda a sua vida, um fato que ele credita ao treinamento rigoroso. Sasha começou a levantar pesos quando tinha 16 anos, para ajudá-lo a ganhar força para jogar críquete e futebol, e manteve esse costume por 57 anos. Houve até um momento em que ele foi um fisiculturista que participava de competições, chegando a ganhar os títulos de Senhor Paquistão Júnior e Senhor Montreal.

> **"As melhores atividades para a sua saúde são puxar ferro e transar."**
>
> ARNOLD SCHWARZENEGGER, EX-GOVERNADOR DA CALIFÓRNIA E EX-CAMPEÃO DE FISICULTURISMO

Embora treinasse bastante, houve um período em que Sasha não teve uma vida saudável. Depois de "viver como um monge" durante quarenta anos, na década de 1980, como muitos outros, ele se entregou ao cenário disco de Nova York numa rotina de danças, drogas e libertinagem. O nascimento de seu filho em 1988 resgatou-o dessa situação.

Atualmente, ele trabalha na academia sete dias por semana treinando cerca de oito pessoas diariamente, além dele mesmo ao longo de cinco dias. Para ajudar seu corpo a se recuperar do esforço, ele exercita diferentes músculos em dias alternados, completando um ciclo de corpo inteiro semanalmente.

O halterofilismo é bom para a saúde, ele diz, porque, mais do que qualquer outra atividade, aumenta o metabolismo e também a massa muscular. "Essa é a principal diferença entre ser velho e ser jovem. Se quando chegar aos 80 você tiver a mesma massa muscular dos 30 anos, poucas mudanças acontecerão no seu organismo. Qualquer forma de exercício é boa, mas o cardiovascular por si só beneficia o coração. Não se refere aos músculos", ele explica.

A dieta também é importante. Sasha pratica uma "média de 90/10": 90% de boa alimentação, 10% de qualquer coisa que ele goste de comer. Ele jamais usa, entretanto, açúcar ou farinha branca nem toma café, trocando o chá por sua teanina – um aminoácido que supostamente ajuda a elevar o ânimo. Nas raras ocasiões em que ele sente que pode ser acometido por alguma coisa, come alho e bebe vinagre orgânico de maçã, um composto que ele acredita ser de limpeza e, como muitos treinadores pesados, ele toma "todas as vitaminas conhecidas pelo homem", bem como uma série de outros suplementos, incluindo sabal palmetto, pygeum, CoQ10, ácido alfalipoico, dehidroepiandrosterona (DHEA), óleo de peixe, glucosamina, condoitrina e açafrão. Ele também toma diariamente uma bebida composta de proteína em pó, óleo de linhaça, óleo de germe de trigo, óleo de semente de abóbora, glutamina, pó de C-éster, levedura de cerveja e mono-hidrato de creatina misturados a um líquido que tem como ingredientes gengibre, raiz de cúrcuma fresca, canela e chá-verde fervidos em mais ou menos um galão de água, depois acrescenta suco de abacaxi para dar gosto.

Os fatos sobre o levantamento de peso

A expressão "puxando ferro" pode ser nova, mas o forte treinamento não. Textos chineses que remontam a 5 mil anos descrevem provas de halterofilismo que os soldados eram obrigados a enfrentar, durante a sua formação, para ingressar no exército, e antigas tumbas egípcias mostram pessoas carregando sacos cheios de areia e pedra para levantar e lançar. O halterofilismo competitivo era uma parte importante dos primeiros jogos olímpicos; entre os atletas mais famosos dessa modalidade estava o lutador Milo de Crotona, que diziam treinar carregando um bezerro nas costas todos os dias, durante quatro anos, mesmo quando o animal já se transformara numa vaca muito pesada.

Não muito depois de Milo, Hipócrates proferiu um dos axiomas mais duradouros do treinamento baseado na força: "O que é usado se desenvolve, o que não é usado definha".

PESOS, SOPA E BOLAS

O fator mais importante em qualquer sistema de treinamento por pesos é a sobrecarga, ou seja, levantar mais peso do que os seus músculos estão preparados para suportar. A quantidade ideal de peso permite completar o número de repetições desejado, mas não mais que isso.

Você não precisa de ferro para obter essa sobrecarga: qualquer coisa que ofereça resistência aos seus músculos pode funcionar. Isso permite criatividade. Latas de sopa e garrafas de água são substitutas para alteres ou, para as pessoas mais fortes, galões de leite cheios de água ou areia. Se você não tiver nenhum desses objetos à mão, pode obter a sobrecarga explorando o efeito da gravidade sobre seu corpo. Por exemplo, exercícios como flexões, abdominais e alongamento de pernas podem ser considerados formas de treinamento com pesos sem um volume externo. Observe os ginastas, cuja rotina de exercício envolve a força utilizando apenas seus próprios corpos. Mas se você quiser sentir realmente a eficácia, tente combinar exercícios corporais com pesos, como com uma sacola cheia de livros às costas e bolas medicinais apoiadas contra o peito.

Nos tempos modernos, animais são comercializados em troca de ferro, como o peso da escolha. No início do século XX, a invenção da barra ajustável tornou o levantamento de peso mais prático e eficiente, e da mesma maneira que o equipamento também se desenvolveu a ciência por trás dos treinamentos de força também. Treinadores de atletismo perceberam a correlação entre a prática da resistência e o aperfeiçoamento do desempenho esportivo, algo que logo se mostrou parte integrante dos programas de educação física.

Um progresso fundamental no treinamento da força aconteceu nos anos 1970 com a introdução dos equipamentos Nautilus, que incluíram máquinas como instrumentos importantes. Ao contrário do treinamento com peso-livre, o de resistência trabalha com tensão, em vez de apenas volume, para construir músculos, reduzindo a necessidade de uma base de pesos. Pense em um braço de ferro ou em abrir um vidro de picles.

Apesar do contínuo desenvolvimento dos equipamentos e do conhecimento médico sobre os seus benefícios, o treinamento com pesos continua sendo um nicho no campo dos exercícios. Em 2006, apenas 20% dos adultos norte-americanos faziam musculação ao menos duas vezes por semana - um ligeiro aumento nesse número ao longo da década anterior foi creditado a mulheres que, em maior número, estavam levantando pesos. Aqueles que fazem essa modalidade põe suas mãos no fogo por ela, mas a maioria das pessoas ainda prefere exercícios cardiovasculares.

Ao contrário da corrida (ver Segredo 20, à página 167), a musculação é uma forma de exercício anaeróbico, que trabalha os músculos a uma taxa mais rápida do que aquela baseada no suprimento de oxigênio pelo corpo. O exercício anaeróbico tende a ser curto e intenso; uma atividade típica dura menos de um minuto, momento em que o lactato do corpo e os íons de hidrogênio começam a dificultar a capacidade dos músculos de manter o exercício. Defensores como Sasha elaboram uma longa lista de benefícios para o exercício anaeróbico, a maioria dos quais é preventiva. De acordo com o Departamento de Quinesiologia da Universidade do Estado da Georgia, esses benefícios incluem a redução do risco de morte prematura, de doença cardíaca, de pressão alta, de elevação do colesterol, de câncer de cólon e de mama, de depressão e diabetes, bem como reduzem o peso corporal e a gordura. Acima de tudo, podem ajudar a construir e manter músculos, ossos e articulações saudáveis.

A musculação, cada vez mais, é considerada crítica para a terceira idade, pois ajuda a desenvolver a massa muscular magra e reforçar os ossos e a manter uma alta taxa metabólica. Em outras palavras, pode reduzir a idade biológica de uma pessoa. Como sugere Sasha, a pesquisa confirma que a maior semelhança entre as pessoas longevas é sua capacidade de manter a massa muscular. Isso implica a possibilidade de promover o crescimento e a reparação muscular, algo que está subjacente à alta taxa metabólica – o que é proporcionado pela musculação. Além disso, esse tipo de atividade libera naturalmente o hormônio do crescimento, o que é crítico para o rejuvenescimento do organismo, o fornecimento de energia e o fortalecimento do sistema imunológico. Ao deixar os ossos mais fortes, pode também ser altamente benéfico para as mulheres na menopausa, pois muitas vezes elas são vítimas da osteoporose.

Alvos fáceis

Algumas pessoas preferem exercícios aeróbicos, outras anaeróbicos, mas talvez o movimento mais importante seja ficar em pé. Em um artigo de 2010, publicado no *British Journal of Esports Medicine*, Elin Ekblom-Bak, da Escola Sueca de Esporte e Ciências da Saúde, afirma que ficar sentado por longos períodos de tempo pode ser altamente prejudicial à saúde, mesmo que você faça exercício regularmente nos períodos em que não está sentado. Parece que quanto mais você senta, mais aumenta sua probabilidade de ter uma saúde ruim.

De acordo com um relatório de 2009, sobre 17 mil canadenses estudados por mais de dez anos, quanto mais tempo as pessoas permanecem sentadas, maior seu risco de morrer, façam ou não exercícios regularmente. Além disso, um recente trabalho australiano revelou que para cada hora extra que as mulheres gastam sentadas seu risco de ter síndrome metabólica – um precursor do diabetes e da doença cardíaca – aumenta cerca de 25%, independentemente de seu sistema de exercícios.

Ekblom-Bak escreveu que, depois de ficar horas sentado, o corpo começa a enviar sinais alarmantes que fazem com que os genes que regulam a quantidade de glicose e gordura no corpo comecem a parar de funcionar. Da mesma forma, um estudo australiano, de 2010, realizado com quase 9 mil adultos, revelou que cada hora diante da televisão significava um aumento de 18% em risco de doença cardíaca e de 11% na mortalidade global. (De acordo com o chefe da investigação, é altamente provável que o ato de permanecer sentado por quatro horas ou mais prejudique mais a saúde do que a própria programação televisiva.)

O antídoto? Não fique sentado no mesmo lugar por mais de 45 minutos. Levante-se. Ande nas proximidades. Sente-se de novo. Levante-se outra vez. Beba um pouco de água. Desça e suba um lance de escadas. Sente-se. Levante-se. Vá ao banheiro. Sente-se. Repita.

Embora a musculação ofereça uma série de vantagens, é importante agir com prudência. Todos os exercícios anaeróbicos são intensos e muitas vezes exigem levar o corpo a enfrentar novos limites. Esse tipo de rotina de exercícios pode ser arriscado para certas pessoas, e não apenas por causa das possíveis tensões musculares, cãibras nas pernas e movimentos malfeitos que podem prejudicar tendões e ligamentos; tudo isso pode acontecer a quem não está prestando atenção. Um recente estudo do *Journal of the American Medical Association* (*JAMA*) sugeriu uma ligação entre o levantamento de peso e sérios problemas cardíacos, informando que cinco jovens saudáveis sofreram "dissecção aórtica", uma divisão das paredes da aorta, o que provoca uma dor intensa e é letal, se não houver intervenção imediata. É possível que a dissecção aórtica esteja relacionada com a alta pressão sanguínea. Em um adulto saudável a pressão arterial sistólica normalmente é de 120 mm Hg (milímetros de mercúrio); durante o treinamento intenso essa média pode subir para 300. O doutor John Elefteriades, chefe de cirurgia cardiotorácica do Yale-New Haven Hospital e que dirigiu o estudo do *JAMA* sobre dissecção aórtica, afirma: "Nossa pesquisa e seus resultados indicam que há um grande e real perigo para a saúde das pessoas que levantam excesso de peso, devido ao aumento do estresse que isso provoca na aorta".

Compartilhando o segredo

O perigo ronda um superambicioso programa de levantamento de peso, se focado demais em desafiar uma só parte do corpo, se a escolha for por exercícios inadequados e se esses forem realizados de maneira incorreta.

Sempre siga princípios sólidos quando for fazer treinamento de força. Aqui estão algumas regras básicas:

- *Selecione exercícios apropriados e eficientes.* Por exemplo, agachar leva a mesma quantidade de tempo do que um alongamento da perna, mas faz mais por seu corpo.
- *Monitore a frequência de seus exercícios.* A ideia que está por trás do treinamento de força é esticar os músculos até o ponto em que precisam ser reconstruídos e possam crescer. Assim, elabore rotinas relativamente curtas de treinamento, realizando intensos exercícios com um dia ou dois de diferença, para permitir a recuperação. (Alguns estudos indicam que os músculos continuam a crescer até cerca de uma semana depois do trabalho.)
- *Selecione o tipo certo de sequências.* Trata-se de uma série de repetições de um determinado exercício e com um certo peso. Alguns treinadores recomendam uma sequência única de movimentos de alta intensidade para levar os músculos à exaustão; outros recomendam várias sequências com uma intensidade ligeiramente menor. Ambos os tipos de sequências levam ao mesmo ganho de força, mas as pesquisas mostram que a sequência única pode oferecer benefício em menos tempo.
- Acima de tudo, não comece um treinamento de força sem algum tipo de orientação especializada.

Se você decidir começar um programa de levantamento de pesos, pense em ir a uma academia e procurar um treinador, para que ele possa ajudar a fazer os exercícios corretamente. Se puder pagar, contrate um, nem que seja para aprender o básico. Ou leia o livro bem técnico, mas repleto de informação, *Strenght training anatomy*, de Frederick Delavier (Anatomia do treinamento de força), que explica tudo que você tem de saber e oferece ilustrações mostrando como fazer.

Sexo e saúde

Para muitos, outra forma de exercício (e para alguns, sua única forma) é a relação sexual. Culturas ocidentais há muito tempo consideram o sexo essencial para uma vida saudável. Taoístas chineses veem o sexo como uma combinação das energias de duas pessoas. O filósofo hindu Mallanaga Vatsyayana escreveu o famoso Kama Sutra para ensinar às pessoas práticas sexuais mais plenas e saudáveis.

Na América, entretanto, historicamente o sexo tem sido considerado vergonhoso. Os imigrantes puritanos do Novo Mundo levaram com eles a crença influenciada pela Bíblia de que o corpo humano era intrinsecamente impuro e de que seguir seus desejos conduzia ao pecado, embora o ato sexual em si não fosse desaprovado, desde que ocorresse no âmbito do casamento para fins reprodutivos.

Apesar dessa tendência cultural, muitos americanos do século XXI estão mais liberais em sua atitude quanto à sexualidade, uma aceitação que pode ter sido incentivada por recentes relatórios indicando que o sexo não apenas cria vida, mas ajuda a prolongá-la. Estudos relacionaram o sexo a uma variedade de benefícios de saúde, incluindo o alívio do estresse, o reforço da função imunológica, o aumento da saúde cardiovascular, a redução do risco de câncer da próstata, a melhora da autoestima, a diminuição da dor crônica e o sono profundo.

Parte desses benefícios deriva da forma como o sexo trabalha o coração (sabedoria do exercício); por exemplo, um relatório de 2002 de um estudo com homens britânicos descobriu que o esforço físico envolvido no desempenho do ato sexual pode oferecer proteção contra eventos coronarianos fatais e muitos outros estudos corroboram essas descobertas. Os benefícios derivam não apenas dos exercícios envolvidos, mas também do resultado final. Falando de maneira geral, quanto mais orgasmos você tem, melhor. Em um recente trabalho relacionando o sexo com a melhoria da saúde prostática masculina, observou-se que não importava como o homem chegava ao clímax, mas sim que o fizesse com bastante frequência. Alguns estudos até indicaram que o sexo talvez seja a fonte biológica da saúde. Cada vez que uma pessoa atinge o orgasmo, os níveis de hormônio dehidroepiandrosterona (DHEA) se elevam. O DHEA está relacionado com a manutenção da saúde da pele e dos tecidos, bem como a melhoria da cognição.

Embora uma grande quantidade de informações ligue, agora, o sexo à boa saúde, não está claro o que é responsável. "Sabemos que pessoas saudáveis têm mais atividade sexual", diz Jennifer Bass, diretora de comunicações do Instituto Kinsey para Pesquisas sobre Sexo, em Indiana. "O que não sabemos é: a boa saúde faz com que você anseie mais por sexo ou o sexo tem um impacto positivo sobre a saúde?"

Pode ser que os benefícios da saúde do sexo realmente derivem de relações estáveis e amorosas e não de algo de uma só noite. Pesquisadores sobre o sexo ainda têm muito a provar, mas ainda ninguém recolheu informações que provassem que o sexo responsável e seguro é ruim para você. Por outro lado, o sexo ruim provavelmente não é bom para ninguém.

SEGREDO 15

Soneca

SARNOFF MEDNICK

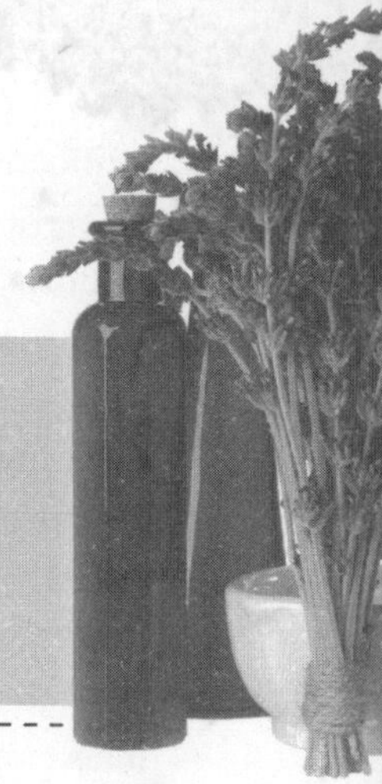

Em 1997, Sarnoff Mednick estava em pé, em uma tribuna durante uma conferência da Associação Psiquiátrica Americana, dando uma palestra sobre crianças sujeitas a alto risco de esquizofrenia. Enquanto falava, com os papéis bem à sua frente, de repente ele caiu no sono.

Normalmente, Sarnoff tira uma ou duas sonecas por dia, mas ele não tivera tempo de fazer isso antes daquela apresentação. Estava tão habituado a dormir um soninho, que seu organismo aparentemente seguiu a rotina e adormeceu no meio da palestra. Felizmente, quando isso aconteceu, o corpo de Sarnoff balançou no pódio e como se inclinou para frente ele acordou, recuperando imediatamente o ponto do discurso onde se encontrava para continuar como se nada tivesse acontecido. Um amigo que sabia que Sarnoff costumava cochilar regularmente havia notado o lapso, mas, ao que parece, ninguém mais percebeu, ou ele não quis admitir.

Sarnoff, Ph.D. pela Universidade Northwestern e diplomado em medicina pela Universidade de Copenhague, atualmente é professor emérito de psicologia e diretor do Instituto de Pesquisa em Ciência Social da Universidade do Sul da Califórnia. Ele é especialista em esquizofrenia, um transtorno mental que vem sendo estudando durante a maior parte de sua vida. É também especialista em cochilos, os quais ele mesmo tem vivenciado. Esse hábito começou na faculdade quando ele tinha de ir para a biblioteca estudar, mas ficava sonolento e pegava no sono na mesa. Logo, esse cochilo se tornou uma rotina intencional, embora já não acontecesse em uma mesa de biblioteca.

Sarnoff afirma que a soneca é a principal razão pela qual ele não pega resfriados ou gripes, e é por isso que ele mantém essa rotina. Atualmente, no entanto, a sua idade lhe oferece uma desculpa que ele nunca pôde usar antes; agora ele apenas diz: "Estou com 82 anos de idade. Preciso tirar um cochilo", sem que seja questionado. Embora prefira um sofá confortável, ele pode até adormecer no chão. "Na verdade, agora eu posso cair no sono em qualquer lugar".

Geralmente, seus cochilos duram cerca de meia hora, mas às vezes são mais compridos. Independentemente da duração, diz Sarnoff, sempre se sente renovado; alguns dias, ele tira dois. Isso faz com que se sinta melhor e acha que depois de acordar consegue rapidamente recuperar a agilidade em um projeto, desempenhando-o com mais desenvoltura do que antes da soneca.

Sarnoff teve um sério problema de saúde. Em 1983, um certo dia ele sentiu uma constrição no peito. Reconhecendo os sinais de perigo de uma doença cardíaca, ele foi ao médico, sendo, em seguida, submetido a uma operação para colocar um marcapasso. Ele lembra que isso só aconteceu porque, apesar dos alertas de seu médico, também consumia regularmente grandes quantidades de gordura e colesterol. Hoje ele segue sua dieta, faz exercícios diários – 20 minutos na esteira, mais 20 minutos de musculação – e continua a tirar suas sonecas.

Soninhos espertos

De acordo com nova pesquisa da Universidade da Califórnia, em Berkeley, as sestas não só melhoram sua saúde como tornam você mais esperto. Em um teste com 39 adultos jovens, um grupo dormiu durante 90 minutos e o outro não. Em seguida, o primeiro pontuou muito melhor em testes de aprendizagem. Esses resultados confirmam dados da mesma equipe de pesquisa sobre estudantes que permaneceram acordados durante a noite inteira, preparando-se para os exames: não é uma boa ideia. O sono perdido aparentemente diminui em 40% a capacidade de aprender fatos novos durante o desligamento de regiões cerebrais nesse período de privação do sono.

Além de ajudá-lo a manter uma boa saúde, os cochilos de Sarnoff tiveram outro efeito não intencional, mas poderoso: inspiraram uma carreira. Quando sua filha, Sara, estava estudando para ser Ph.D. em psicologia na Universidade de Harvard, ela trabalhou em estreita colaboração com Robert Stickgold, especialista em sono noturno. Precisando encontrar seu próprio nicho, Sara se inspirou na duradoura dedicação de seu pai à soneca ao longo da vida e decidiu concentrar seu foco nessa área, tornando-se uma das maiores especialistas no assunto. "Se não fosse por meu pai", ela diz, "eu não teria pensado em algo tão obscuro quanto a investigação da sesta como uma especialização".

Os fatos sobre a soneca

De todas as razões para adormecer no começo da tarde, talvez a melhor seja evitar a ira de Poludnica (a Senhora do Meio-Dia). De acordo com o folclore da Europa Oriental, se ela pega você nos campos em um quente dia de verão, vai lhe dar insolação, levando-o à loucura ou cortando sua cabeça com uma foice.

A lenda de Poludnica é uma pouco exagerada, mas representa um desprezo humano primordial com o fato de estar acordado ao meio-dia. Nossa tendência a estar descansando quando o sol atinge seu pico mais elevado tem origem em uma época anterior à do advento da história escrita. Quando os seres humanos ainda viviam em grupos isolados e seminômades, eram dorminhocos polifásicos, ou seja, pegavam no sono em vários períodos curtos durante as 24 horas do dia – por uma questão de necessidade. Para o grupo inteiro, era perigoso demais dormir longos períodos de tempo sem que alguém ficasse vigiando para perceber a aproximação de predadores. Embora tenhamos desenvolvido o costume do sono noturno quando começamos a viver em pequenas sociedades, não abandonamos o cochilinho do meio-dia. Em vez disso, nós nos transformamos em dorminhocos bifásicos – dormindo por um longo período de tempo à noite e um pequeno lapso no meio do dia. Os antigos inclusive estabeleceram a soneca depois do almoço como uma instituição que os romanos chamavam de "sexta hora", que era a sexta hora depois da aurora, ou seja, ao meio-dia.

A tradição da sesta começou a declinar na Europa do século XVIII devido (acreditam os historiadores) à invenção do relógio mecânico, que mudou a percepção do tempo, dividindo-o em unidades distintas. Gradualmente os trabalhadores começaram a ser pagos por hora e não por trabalho – o que significava que não havia tempo para sonecas. Muitos séculos depois, as demandas da Revolução Industrial exacerbaram essa tendência, que fixava o conceito da jornada de trabalho ininterrupta em muitas partes do mundo (exceto em certas sociedades de climas mais quentes, como na Espanha e na Índia).

> "Existe apenas uma coisa de que as pessoas gostam e que é benéfica para elas: uma boa noite de sono."
>
> EDGAR WATSON HOWE, NOVELISTA E EDITOR AMERICANO

Apesar da estigmatização do cochilo como um hábito de preguiçosos, a história está repleta de dorminhocos realizadores. Leonardo da Vinci era um dorminhoco polifásico, preferindo uma série de cochilos a cada poucas horas do que um descanso noturno prolongado. Napoleão Bonaparte frequentemente não conseguia ter uma boa noite de sono devido às pressões da guerra, então ele cochilava em seu cavalo. Thomas Edison também era um cochilador inveterado, enquanto um não arrependido Winston Churchill certa vez disse: "A natureza não pretendia fazer com que a humanidade trabalhasse das oito da manhã até a meia-noite sem o refrigério da abençoada inconsciência, que, mesmo que só dure vinte minutos, é suficiente para renovar todas as forças vitais".

Quer você cochile ou não, vai levar cerca de um terço de sua vida dormindo, embora os cientistas não saibam realmente por quê. Nossa necessidade de sono é "a maior questão em aberto na biologia", afirma o doutor Allan Rechtschaffen, especialista em sono e professor emérito da Universidade de Chicago. O que está claro é que todos nós temos a chamada necessidade básica de sono: precisamos de certa quantidade dele para sermos saudáveis, mas esse volume varia conforme a idade de cada indivíduo. E se não atendermos às nossas necessidades básicas de sono, vamos acumular uma dívida de sono que pode afetar de maneira adversa a nossa saúde.

A privação do sono tem o mesmo efeito biológico do estresse: em corpos extremamente exaustos aumenta a produção do hormônio cortisol, que nos dá energia, mas diminui a produção do hormônio do crescimento, limitando a capacidade de o organismo se recuperar. E, tal como o estresse, a privação de sono tem um defeito degenerativo sobre nossa saúde.

Ainda da mesma forma que o estresse, a falta de sono está relacionada com o comprometimento da função imunológica. Um estudo de 2008, realizado pela Universidade de Stanford, revelou que o sistema imunológico das moscas-das-frutas lutou mais duramente contra bactérias invasoras à noite, uma descoberta que tem a ver com a hipótese sustentada há muito tempo de que nossos corpos utilizam as horas de sono regenerando-se e combatendo as enfermidades através da produção de células imunológicas, denominadas monócitos. De acordo com um trabalho da Universidade da Califórnia, em San Diego, sem a quantidade suficiente de sono, o número e a eficácia das células imunológicas diminuem.

O sono nos protege de mais coisas, além do simples resfriado, como revelou um recente relatório da Universidade de Chicago, ao mostrar que a falta de sono pode provocar a acumulação de cálcio nas artérias do coração. Isso, por sua vez, pode resultar em um ataque cardíaco ou em um derrame. O estudo constatou que uma hora de sono a menos do que realmente precisamos pode ampliar os níveis de cálcio coronariano em 16%.

Embora muitas pessoas associem a falta de sono com a perda de peso, na verdade o que acontece é o contrário. Há uma correlação bem comprovada entre curtos lapsos de sono e o aumento do índice de massa corporal, mas até recentemente os estudiosos não sabiam a razão. Então, em 2004, um estudo de Stanford demonstrou que as pessoas de sono leve tinham reduzidos níveis do hormônio leptina e elevados do hormônio grelina. Esse desequilíbrio químico aumentava o apetite daquelas com ciclos curtos de sono, contribuindo para sua obesidade.

Convenceu-se? Mas não ainda de que tem tempo para uma soneca? Isso é um equívoco, de acordo com Sara Mednick, que atualmente é uma cientista pesquisadora no Instituto Salk, de La Jolla, Califórnia, Em seu livro *Take a nap! change your life* (Tire uma soneca! Mude a sua vida), ela explica como as pessoas podem incluir cochilos em sua agenda, com um pouco de planejamento e um maior conhecimento de seus padrões de sono.

Para começar, você tem de entender que o sono é dividido em cinco fases:

- Fase 1
- Fase 2
- Sono de ondas curtas (a sigla em inglês é SWS, para a expressão *short wave sleep*, que compreende as fases 3 e 4)
- Movimentos rápidos dos olhos (a sigla em inglês é REM, para a expressão *rapid eye moviment*), quinta fase

Determinada fase do sono só pode ser alcançada quando se passa pelas anteriores e cada uma tem suas propriedades regenerativas características. As pessoas que querem tirar sonecas devem se preocupar principalmente em atingir a fase 2, o SWS e o REM. Sara Mednick chama a segunda fase de "estoque de sopa de sono", porque "não apenas fornece o meio em que todas as outras 'fases' flutuam, mas também porque é bastante nutritiva em si mesma". Essa fase é responsável pela ampliação do estado de alerta e ocorre relativamente cedo no ciclo do sono (depois de dois a cinco minutos na fase 1), e é de fácil acesso.

Entretanto, se o sono profundo é necessário, um cochilo SWS é fundamental. Mednick diz que os benefícios críticos do sono acontecem durante essa fase. Tão logo chegue ao estágio 2, qualquer cochilo mais longo do que vinte minutos lhe dará um impulso extra de SWS.

A fase REM é a final do ciclo do sono e, como as anteriores, ajuda a melhorar a memória e as habilidades perceptivas. A quantidade de tempo que provavelmente você levará em REM, tal como na SWS, vai variar dependendo da hora do dia em que você fechar seus olhos. Um ciclo de sono completo dura cerca de uma hora e meia e sempre incluirá diferentes lapsos de ambas as fases.

O momento ideal para tirar uma soneca é entre uma e três da tarde. Esse período não é apenas aquele em que os nossos corpos mais precisam descansar (supondo que levantemos bem cedo), mas também um cochilo de noventa minutos, nessa hora, proporciona as condições ideais para a fase 2, SWS e REM.

Apesar da quantidade de benefícios de saúde relacionados à soneca, pelo menos um estudo apresenta dúvidas sobre a sua eficácia: em 2009, um trabalho apresentado na Conferência Profissional Anual sobre Diabetes, em Glasgow, no Reino Unido, relatou que aqueles que tiravam uma soneca estavam 26% mais sujeitos a desenvolver diabetes tipo 2 do que os que não cochilavam. O estudo sugere que as sonecas podem perturbar o sono noturno (importante para afastar o perigo dessa doença) e estão relacionadas com a redução da atividade física. Ainda assim, há evidências de que um soninho vespertino pode ser exatamente o que Mednick acha que seja – um rápido e refrescante passo na direção da boa saúde, bem como um meio excelente de evitar a ira de Poludnica.

Compartilhando o segredo

Aqui estão algumas dicas bem simples para ajudar você a cochilar onde quer que esteja:

- Não se esqueça de ir ao banheiro antes. É difícil dormir se você tem essa necessidade.
- Encontre um lugar seguro e tranquilo, longe da luz. Isso pode significar fechar a porta e as cortinas de seu escritório, ou talvez apenas colocar tampões nos ouvidos e uma máscara sobre os olhos.
- Elimine qualquer coisa que possa impedir você de relaxar, incluindo livros, equipamentos, relatórios da empresa, computadores e, principalmente, telefones – especialmente o seu celular.
- Certifique-se de que você está aquecido, mas não tanto que possa extrapolar o tempo previsto para esse descanso (à noite, talvez você prefira uma temperatura mais baixa).
- Encontre uma posição confortável para apoiar o pescoço e os membros. Se for impossível deitar, tente elevar suas pernas. No entanto, estima-se que demora cerca de 50% mais para adormecer quando se está sentado.

Para algumas pessoas, limpar a mente também é essencial. Tente repetir o mantra para eliminar pensamentos desagradáveis ou imagine-se longe de casa ou do escritório, em seu lugar tranquilo favorito – uma floresta, uma praia distante.

Se você tem algum controle sobre o ambiente em que vai cochilar, talvez deva aventar a possibilidade de adicionar uma vela com cheiro de lavanda ou uma cesta de *pot-pourri*, pois os especialistas em aromaterapia afirmam que o cheiro de lavanda ajuda a conciliar o sono.

Aqui vai uma dica final e que contraria o bom-senso: pense na possibilidade de tomar uma xícara de café ou de outra bebida cafeinada imediatamente antes de começar a cochilar. Como vai demorar cerca de vinte minutos para a cafeína trafegar em seu sistema digestivo, você pode aproveitar uma soneca antes que os efeitos se manifestem. Uma pesquisa japonesa descobriu que as pessoas que bebiam cafeína imediatamente antes de uma soneca ficavam mais alertas quando acordavam do que aquelas que não faziam isso, e que sua produtividade no trabalho, em seguida, era mais elevada.

Dormindo com o inimigo (do sono)

De acordo com o especialista em sono Neil Stanley, médico da Universidade de Surrey (Reino Unido), compartilhar a cama com um parceiro não é necessariamente uma ideia saudável para ambos – especialmente quando o parceiro é do sexo masculino.

Entre membros agitados, roncos e divergências sobre o momento de soar o despertador, um estudo revelou que os casais sofriam, em média 50% de problemas do sono a mais se dividissem a mesma cama do que se ocupassem cada um a sua.

O doutor Stanley afirmou que a tradição de compartilhar uma cama conjugal é relativamente nova, iniciada na época da Revolução Industrial quando o crescimento da população significou a existência de mais gente com menos móveis. Na Roma antiga, por exemplo, o leito conjugal era usado apenas para o sexo e não para dormir.

E de acordo com o sociólogo Robert Meadows, Ph.D. também da Universidade de Surrey, "as pessoas realmente acham que dormem melhor quando estão com um parceiro, mas evidências sugerem o contrário". Meadows analisou como os casais dormiam ao compartilhar uma cama e depois dormindo separadamente; seus resultados mostraram que quando os casais compartilham o espaço de descanso, e um deles se movimenta durante o sono, há uma chance de 50% de que seu parceiro seja perturbado.

Cientistas da Universidade de Viena até descobriram que os homens que compartilham uma cama podem ter a sua capacidade mental reduzida temporariamente, como existe a possibilidade de que sejam suscetíveis de perturbação, isso causa problemas não apenas à sua capacidade cerebral, como também aumenta seus níveis de hormônios do estresse no dia seguinte. De acordo com o mesmo trabalho, as mulheres que dividem a cama se sentem melhor, porque parecem mais aptas a lidar com seus padrões de sono interrompidos. Essa habilidade se deve em parte à necessidade de adaptar-se a acontecimentos próprios da vida de seu gênero, como amamentar e enfrentar a menopausa, que implicam distúrbios no sono, mas diante dos quais as mulheres parecem biologicamente mais predispostas a adaptar-se do que os homens. Naturalmente esse estudo não considerou os efeitos do ronco do sexo masculino sobre suas companheiras de leito. Os cientistas concluem que se você está tendo sucesso ao dormir com alguém, ótimo; caso contrário, não há vergonha nenhuma, e muito a ganhar, no fato de dormir separadamente.

SEGREDO 16

Equilíbrio do pH

THOMAS APPELL

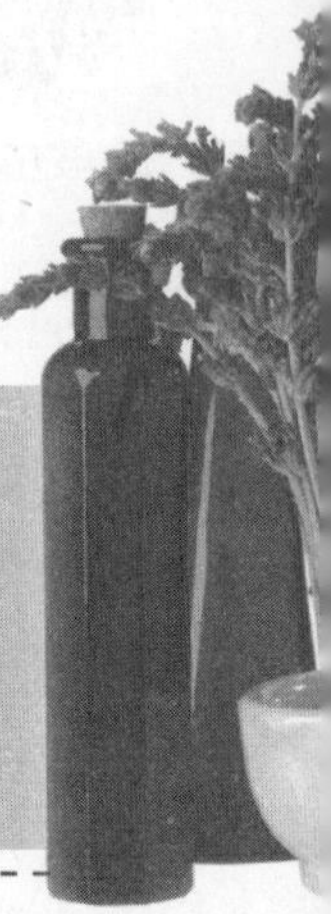

Há não muito tempo o treinador de voz Thomas Appell estava trabalhando com uma banda bem conhecida quando o vocalista foi abatido por um forte resfriado. Nos dias de hoje, quando qualquer membro de uma plateia pode gravar um vídeo e postá-lo na internet pela manhã, não se admite nenhum desempenho ruim. O empresário do grupo pediu um conselho a Thomas.

A resposta dele – seu padrão habitual de equilíbrio do pH – pode não ter sido o que os músicos estavam esperando, mas eles o ouviram explicar o que se deve e o que não se deve comer. Eles então devoraram um *wrap* de salada (ver o quadro da p. 144) que o treinador lhes preparou na cozinha e então viram (e ouviram) como o cantor recuperou a sua voz. Um dia depois, Thomas recebeu outra chamada: a banda já havia esquecido como preparar o *wrap*. "Mesmo parecendo tão estranha", o empresário lhes disse, "esta salada vai nos ajudar a vender discos".

Até 2002, o próprio Thomas tinha um péssimo histórico de gripes e resfriados, ficando abatido duas ou três vezes por ano. A doença até o impedia de desempenhar seu trabalho como preparador vocal: é difícil ensinar os outros quando você mesmo soa como um sapo.

Thomas está envolvido com música durante a maior parte de sua vida. Quando ele tinha 10 anos, seus pais, cristãos devotos que o adotaram quando nasceu, o matricularam em aulas de trompete. No ano seguinte ele se uniu ao grupo vocal chamado The Choralaires e apareceu no programa de televisão da Igreja em Casa. Logo depois ele começou a ter aulas de guitarra e formou uma banda, a Love's Perfection; sua primeira apresentação foi em uma Taco Bell. Em 1982, ele participou de dois conjuntos populares; quando um dos membros deixou a banda (para juntar-se ao Mötley Crüe), Thomas começou sua carreira de treinador de voz.

Vinte anos depois, uma terrível dor de garganta fez com que percebesse a necessidade de encontrar uma maneira de restaurar a sua saúde. Seus médicos lhe disseram para tomar antibióticos ou outros tipos de medicamentos, mas ele resistiu: "Eu não queria cuidar dos sintomas. Desejava que todo meu organismo fosse saudável". Então ele, como eu, decidiu investigar os segredos de pessoas que nunca ficam doentes.

Uma dessas pessoas era Mike, um estudante de canto que havia crescido numa fazenda da Irlanda. A razão pela qual Mike e sua família eram tão saudáveis, segundo ele, era a alimentação e a água que consumiam. Jamais haviam comido açúcar ou carne e a água que usavam para regar o jardim vinha de uma fonte que fluía por uma plataforma de calcário que continha muito cálcio.

Thomas começou a comer como Mike – nada de açúcar ou carne, mais vegetais – e se sentiu bastante bem para continuar suas pesquisas. Depois de realizar um estudo de dois anos, ele decidiu que havia encontrado a explicação para o funcionamento do padrão Mike. Seu organismo tinha sido alcalinizado (em vez de acidificado) pela dieta alimentar, pois ele comia quatro nutrientes alcalinos para cada um de ácido.

"Os vírus, o câncer, e a maioria das doenças não sobrevivem num ambiente alcalinizado", diz Thomas, mas "prosperam em meios ácidos. A chave para uma boa saúde é garantir que você esteja comendo (predominantemente) alimentos alcalinos para manter seu corpo equilibrado."

Thomas verifica regularmente o pH de sua urina, após uma refeição, para observar o efeito da comida sobre esse equilíbrio. "Sua saúde depende integralmente de seus níveis de ácido-base", ele afirma. "Se você não sabe o equilíbrio do pH, não conhece a sua saúde."

Alguns alimentos ácidos e alcalinos

Acidificantes

Óleos de milho e de girassol, cevada, milho, aveia, arroz, trigo, manteiga, queijo, leite, castanha-de-caju, amendoim, noz, banana, mirtilo, uva, laranja, pêssego, ameixa, abacaxi, morango, carne vermelha, frango, peixe, peru, bebidas alcoólicas, café, açúcar.

Alcalinizantes

Azeite de oliva (prensado a frio), aspargo, brócolis, repolho, cenoura, couve-flor, aipo, alho, alface, cebola, ervilha, pimentão, espinafre, abacate, limão (do tipo galego ou siciliano), tomate, feijão, lentilha, soja e amêndoa.

Os fatos sobre o equilíbrio do pH

Lembra-se de quando ficava sentado na sala de aula de química observando as pipetas aquecendo ao fogo, olhando para a tabela periódica na parede e mergulhando pequenas tiras de papel em soluções para testar algo chamado pH?

O termo pH significa "potencial de hidrogênio", ou a concentração de íons de hidrogênio em determinada solução ou meio. Quando há um excesso de íons de hidrogênio, o pH da solução é ácido. Poucos íons de hidrogênio significam que a solução é alcalina.

O pH é medido em uma escala de 0 a 14, com 0 para completamente ácido, 14 para completamente alcalino e 7 para neutro. A água é mais ou menos neutra, embora seu preciso pH dependa da fonte. A chuva ácida, como você pode imaginar, é muito ácida.

Como afirma Thomas, o corpo humano tem um nível de pH ideal. No conjunto, o organismo funciona melhor quando o sangue é ligeiramente básico ou alcalino, em torno de 7,4%. Deve permanecer nesse nível para funcionar perfeitamente.

Para entender as afirmações daqueles que acreditam ser importante o equilíbrio do pH na dieta, leve em consideração as teorias de Antoine Béchamp, um dos heróis da medicina alternativa. Béchamp foi contemporâneo de Louis

Pasteur, cujas experiências ajudaram a comprovar a teoria do germe da doença, a qual postula que a maioria das enfermidades é causada por invasores microscópicos, especificamente bactérias e vírus. Béchamp discordava argumentando que os germes são subprodutos da doença e não a causa.

De acordo com Béchamp, o corpo fica saudável quando seus sistemas internos tem pH equilibrado. Fica sujeito à doença apenas em certas condições, durante as quais os organismos microscópicos benignos que habitam nossos corpos em períodos de boa saúde se transformam em germes. Em vez de uma teoria do germe da doença, acredite em uma teoria da doença dos germes .

Atualmente, os defensores do pH acreditam que o equilíbrio saudável sugerido por Béchamp pode ser conseguido pelo monitoramento da ingestão de comidas. Quando os níveis do pH ficam abaixo de 7.36, o corpo sofre de uma condição chamada acidose e, quando o nível sobe além de 7.42, entra no que é denominado alcalose. Ambas as condições podem ser perigosas, dependendo do quanto sejam severas, mas a acidose é mais comum e tem uma imensa variedade de causas.

Existem dois grandes tipos de acidose: respiratória e metabólica. A acidose respiratória acontece quando os pulmões não conseguem remover suficiente dióxido de carbono do corpo. A acidose metabólica pode acontecer quando os rins não conseguem processar os ácidos de maneira suficientemente rápida. A acidose pode ser causada por insuficiência renal, diabetes e até mesmo desnutrição grave. Nos casos leves, os sintomas incluem fadiga, respiração acelerada, problemas gastrintestinais e confusão mental. Nos casos severos, a doença é mortal.

Se você ainda estiver cético a respeito, considere novamente a chuva ácida. Causada pelos poluentes químicos dióxido de enxofre e óxido de nitrogênio, os quais reagem com o vapor de água na atmosfera para formar ácidos, ela é forte e prejudicial para plantas, animais e até mesmo edifícios. Imagine cozinhar um ovo em um copo de ácido clorídrico – ele iria simplesmente desintegrar-se. Substâncias altamente ácidas são nocivas à vida, e elas estão todo tempo ao nosso redor, nos afetando.

Muitos especialistas em pH acreditam que a acidose é uma epidemia do mundo moderno – e não apenas em nosso meio ambiente. De acordo com o naturopata Christopher Vasey, autor de *The acid-alkaline diet for optimum health* (A dieta ácido-alcalina para ter uma ótima saúde), a mudança de uma dieta vegetal de baixa proteína para uma rica em carnes e açúcares teve um impacto negativo na saúde pública.

Ingeridos regularmente, os alimentos alcanilizantes, de acordo com seus defensores, podem reduzir o risco de acidificação do organismo. A maioria dos vegetais são alcalinizantes, especialmente os de folhas verdes, mas crus ou cozidos, vagens, aspargos e cenouras e couves também são apostas seguras. Algumas frutas são alcalinizantes, incluindo os pepinos, os cocos e os abacates. (Curiosamente, muitos alimentos obviamente ácidos têm um menor impacto prévio no pH corporal. Iogurte, algumas frutas cítricas e tomates são escolhas perfeitamente saudáveis em uma dieta de pH equilibrado.) Quanto às bebidas, a água é a melhor opção seguida por sucos vegetais e erva de trigo (também conhecida por *wheatgrass.)*

Alguns livros muito vendidos recentemente, incluindo aqueles do microbiologista Robert O. Young e da Ph.D., médica e antropóloga Susan E. Brown, analisam a relação entre doença e acidose metabólica. Em sua obra *Better bones, better body* (Ossos melhores, corpo melhor), Susan afirma que a dieta acidificante muito comum nas sociedades ocidentais contemporâneas conduz à acidose metabólica. Um de seus mais graves efeitos é a perda mineral dos ossos, levando à osteoporose e a outros males relacionados a essa parte do organismo.

Nem todo mundo concorda que o equilíbrio do pH é algo que as pessoas devem controlar ou mesmo cogitar fazer. O doutor Mark Liponis, diretor médico da Estância Termal Canyon Ranch, afirma: "Eu acho essa ideia meio engraçada. É como dizer 'a chave para a boa saúde é manter sua temperatura em 36°C ou seu açúcar no sangue entre 70 e 100, ou seu potássio em 4'. Nossos corpos fazem isso automaticamente; nós controlamos atentamente o pH. Creio que seria difícil alterar ou monitorar isso mesmo que você quisesse. Por exemplo, se comemos algo muito ácido, nossa taxa de respiração aumenta para se livrar do ácido extra de CO_2 e nossos rins expelem o ácido. Isso é normal, um processo automático e inconsciente".

Mesmo assim, Liponis e outros críticos acrescentam que pessoas que fazem alterações para melhorar seu equilíbrio do pH – comendo mais frutas e vegetais, menos alimentos processados, açúcar e carboidratos refinados – são mais saudáveis. Então se você não estava convencido de que o equilíbrio do pH é uma chave para a saúde, suas indicações fazem sentido.

Compartilhando o segredo

O primeiro passo para atingir níveis ideais de pH é saber qual é o seu; e você precisará testar sua urina para obter essa resposta. Vá até uma farmácia ou procure na internet para comprar papel de tornassol – trata-se de tiras estreitas e absorventes utilizadas para medir o pH como aquelas que havia na escola. Siga as instruções do produto, inclusive segurando-o no fluxo de sua urina por alguns segundos. A fita vai mudar de cor; compare a resultante com o gráfico de pH que acompanha o papel de tornassol.

O pH da urina deve ficar em torno de 7 – neutro, como a água. Não se preocupe se ele se mostrar ácido ou alcalino, de vez em quando, mas se um extremo ou outro for uma tendência, algo pode estar errado.

De acordo com o livro de Robert O. Young *The pH miracle: balance your diet, reclaim your health* (O milagre do pH: equilibre sua dieta, recupere sua saúde) – escrito com Shelley Redford Young –, a chave para o pH ideal é beber ao menos 4 litros de água pura por dia, comer alimentos altamente alcalinos – como vegetais e certas frutas –, e evitar carne vermelha, frango, peixe, açúcar e grãos e tomar suplementos, como certas leveduras.

Geralmente, uma mudança em direção ao equilíbrio do pH decorre de uma alteração em todo o estilo de vida, não apenas da dieta. Por exemplo, níveis adequados de exercícios físicos podem aumentar a energia e melhorar o metabolismo; pessoas fisicamente ativas têm mais facilidade de oxidação dos ácidos. O estresse é, ainda, a principal causa de acidificação, resultando em mau humor e saúde debilitada. Em sua página na internet, o doutor Young diz que o corpo humano produz mais ácido quando está sob estresse e também tem mais dificuldade de reagir contra isso. O estresse faz o coração trabalhar mais, pressionando o sistema circulatório e pulmonar. Portanto, trata-se de uma boa ideia evitar o estresse sempre que possível (ver Segredo 22, à página 184) e encontrar soluções para aliviá-lo, caso esteja sofrendo disso.

O *WRAP* DE SALADA DO TOM QUE SALVOU A BANDA

- Um punhado de folhas de espinafre cruas, lavadas
- Um pouco de verduras diversas
- Um pouco de semente de gergelim
- 10 mirtilos
- ½ xícara de trigo sarraceno
- ¼ de xícara de pimentão picado
- 1 abacate fatiado
- ½ manga fatiada
- ¼ de maçã verde fatiada
- 5 morangos fatiados
- 3 fatias grossas de pepino
- 1 kiwi fatiado
- 1 tomate italiano fatiado
- Um pouco de molho de salada com alho seco e manjericão.

Misture tudo em uma tigela. Tempere a gosto – Tom prefere azeite de oliva virgem. Para preparar o *wrap*, use uma tortilha média (preferencialmente com grãos germinados), enrole no formato de um cone de sorvete e preencha com o máximo de salada que puder.

Rendimento: como a salada é bem grande, dá para duas porções – Tom come uma delas de manhã, como *wrap*, e o restante mais tarde, com um garfo.

SEGREDO 17

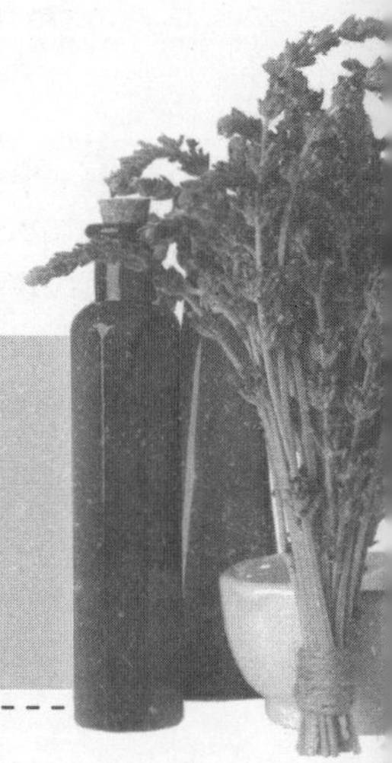

Dieta baseada em vegetais

RIP ESSELSTYN

Bombeiros são conhecidos por seu empenho e coragem no combate ao fogo – e, nos EUA, também pelos jogos e apostas que fazem enquanto estão parados no posto, à espera de chamadas. Entre os integrantes do grupo Engine 2, em Austin, no Texas, a disputa é para ver quem consegue subir mais rápido no poste, usando apenas as mãos, não os pés, ou quem pode fazer mais depressa o trajeto de subir as escadas traseiras, atravessar o dormitório e descer pelas escadas dianteiras, carregando o boneco de testes de uns 80 quilos nos ombros.

Voltando a 2006, quando o ex-bombeiro de 45 anos Rip Esselstyn e seus amigos JR e Josh estavam conversando sobre sua saúde, eles fizeram uma aposta para saber quem tinha o colesterol mais baixo. Quando descobriram que o de JR estava perigosamente alto, na marca dos 344, Rip entrou em ação, ajudando seu colega com uma orientação sobre uma dieta baseada em vegetais. Não muito depois da mudança, o nível de colesterol de JR caiu para menos de 200.

Durante muitos anos, Rip, um ex-nadador da Universidade do Texas, foi um dos maiores triatletas do mundo: primeiro lugar nos Jogos Mundiais dos Policiais e Bombeiros, em 2001; primeiro lugar (por oito vezes) no triatlo da capital do Texas; e um dos três primeiros a terminar o triatlo da Fuga de Alcatraz.

Quando ingressou no Departamento de Bombeiros de Austin, em 1997, Rip logo percebeu que a maioria dos chamados que a equipe recebia não tinha a ver com fogo – algo entre 70% e 80% deles estavam relacionados com algum tipo de emergência médica, de acidentes de automóvel a desmaios, de bêbados truculentos a diabéticos em estado de choque. Rip e sua equipe gastavam mais tempo ressuscitando pessoas e fazendo massagens cardiorrespiratórias do que espirrando água de mangueiras.

> "Eu adoraria dizer a todos aqueles críticos como eu me sinto bem hoje, por causa de minha dieta. Mas todos eles estão mortos."
>
> ROBERT CUMMINGS, ATOR AMERICANO E DEFENSOR DA ALIMENTAÇÃO SADIA, QUE COSTUMAVA DIZER: "NUNCA COMA NADA BRANCO".

Isso significa que os bombeiros estão constantemente expostos a uma doença atrás da outra, de pessoas que estão com gripe ou febre àquelas que vomitam neles, ou eventualmente morrem em seus braços. Mas Rip nunca perdeu um só dia de trabalho. Seu segredo: uma dieta de grãos, vegetais, frutas e legumes. "É um regime leve em calorias e pesado em nutrientes, ou seja, o oposto da maneira como a maioria dos americanos se alimenta: muitas calorias e poucos nutrientes. Eu fortaleço meu sistema imunológico oferecendo a ele todas as vitaminas, minerais e fitoquímicos encontrados exclusivamente em alimentos à base de plantas. Sem eles, eu me sentiria mal como um cão."

Rip é tão persuasivo ao fazer a propaganda de suas ideias que convenceu a sua equipe inteira a comer apenas vegetais, de maneira que ela se constituiu o único grupo de bombeiros herbívoros do país – embora a outra turma, integrada por carnívoros, uma vez tenha colocado cubinhos de caldo de carne em todos os chuveiros.

Eu conheço Rip porque fui um dos integrantes de seu primeiro estudo sobre redução do colesterol através da dieta: a turma também incluía vários bombeiros e uma grande variedade de pessoas, de donas de casa a atletas e a profissionais de colarinho-branco. Depois de seguir o regime de Rip por seis semanas, cada um de nós que completou a pesquisa viu cair seu colesterol total e seu LDL (ou mau colesterol). Minha própria taxa de colesterol reduziu-se de 240 para 170, e meu LDL baixou de 139 para menos de 100.

Depois, eu fui coautor do livro de Rip, *The Engine 2 diet* (A dieta do Engine 2), que chamou a atenção de John Mackey, CEO da Whole Foods, que afastou Rip do Departamento de Bombeiros de Austin ao contratá-lo para assinar uma linha de alimentos Engine 2 Diet para seus clientes que precisavam de ajuda para tornarem-se cozinheiros vegetarianos.

Os fatos sobre a dieta vegetariana

Às vezes não é o que você come, mas o que você não come. Herbívoros como Rip não consomem nenhum alimento que venha de um membro do reino animal. Isso significa nada de carne vermelha, branca, leite, ovos e manteiga. Para veganos extremos, isso também significa sem mel, porque ele vem das abelhas. Para veganos radicais, isso também inclui as roupas – eles se recusam a usar couro, lãs e pelos, porque são derivados de animais.

O termo vegano foi cunhado em 1944 pelos britânicos Elsie Shrigley e Donald Watson, que usaram as primeiras e as últimas letras da palavra vegetariano porque eles consideravam o veganismo como o princípio e o fim do vegetarianismo, e não gostavam do fato de que os vegetarianos consumiam laticínios e outros alimentos de origem animal. Os veganos, eles decidiram, não deveriam usar nenhum produto animal, de nenhuma forma, incluindo roupas ou abrigos.

Atualmente, a maioria dos veganos se preocupa com os direitos dos animais, mas um crescente número deles está focado na conscientização sobre a saúde; acreditam que o consumo de gordura e de proteína animal causa uma larga variedade de doenças, incluindo as cardíacas, o câncer de cólon e de pulmão, a osteoporose, o diabetes, as enfermidades renais e a hipertensão.

Uma enquete realizada pela Harris[4], em 2006, sobre as escolhas alimentícias dos americanos, revelou que aproximadamente 1,4% dos que responderam mantinham dietas veganas, o que indica a existência de mais de 2 milhões de veganos nos Estados Unidos.

Durante anos, pouca pesquisa foi realizada sobre o efeito da dieta vegetal sobre a saúde. Então, em meados da década de 1980, alguns estudos mostraram que esses regimes tinham benefícios promissores, especialmente quanto à prevenção de enfermidades cardíacas, derrame, doença de Alzheimer e câncer.

Um dos primeiros desses estudos foi realizado pelo pai de Rip, o doutor Caldwell Esselstyn, um cirurgião da Clínica Cleveland, em Ohio, e em 2005 o primeiro a receber o prêmio Benjamin Spock pela dedicação à medicina. Seu estudo de vinte anos, iniciado em 1986, revelou que ter uma dieta de pouca gordura, baseada em vegetais, poderia evitar e até mesmo reverter a doença

4 A Harris Interactive é uma empresa de pesquisa de mercado dos Estados Unidos que consulta a opinião pública através do telefone e da internet. (N. T.)

cardíaca. Ao mesmo tempo, o médico Dean Ornish estava realizando o Estudo de Processo Cardíaco da Universidade da Califórnia em São Francisco; seus resultados foram publicados em 1991, na revista médica *The Lancet*. Os pacientes de Ornish, submetidos a uma dieta de pouca gordura baseada em plantas, observaram uma reversão ou mesmo o fim de seus bloqueios arteriais preexistentes, bem como a redução ou eliminação da angina.

Algumas das melhores informações sobre a dieta baseada em vegetais vêm do doutor T. Colin Campbell, professor da Universidade de Cornell e diretor do Projeto de Saúde e Dieta China-Oxford-Cornell, que resultou num livro com grande êxito em vendas, *The China study* (O estudo da China), relatando as conclusões de uma investigação, que durou 35 anos, sobre nutrição e saúde e que examinou mais de 6.500 pessoas em 65 diferentes aldeias chinesas. Revelou-se que os chineses, que ingerem predominantemente alimentos integrais e têm uma dieta baseada em vegetais, estavam muito menos propensos do que os americanos a sofrer qualquer tipo de doença coronariana. E os resultados do Estudo Framingham, a mais ampla análise relativa à dieta e doença cardíaca entre os americanos, foram comparáveis aos do *The China study*.

Numerosas outras pesquisas indicam uma ligação entre câncer e produtos animais, especialmente no que se refere à gordura saturada animal, à proteína animal, e ao fator de crescimento semelhante à insulina tipo 1 (IGF-1), um hormônio poderoso do crescimento. A gordura saturada suprime o sistema imunológico e contém calorias em excesso, ambos fatores que estimulam o crescimento de todas as células – mesmo as cancerígenas. De acordo com *The China study*, do doutor Campbell, a proteína animal existente em produtos lácteos (mesmo os chamados sem gordura) contribui para o ambiente ácido no qual prosperam as células cancerosas e os tumores.

Um artigo de junho de 1999 publicado pela revista *Alternative Medicine Reviews* informou que o câncer de próstata estava mais relacionado com o consumo de produtos lácteos desnatados do que com qualquer outro tipo de alimento. Em outras palavras, não se trata da gordura, mas sim dos laticínios. Um estudo de oito anos realizado em conjunto com a Associação Americana de Pessoas Aposentadas revelou que aquelas que comiam carne frequentemente tinham um maior risco de ser vítimas de muitos tipos de câncer – incluindo o de pulmão, colorretal, fígado, esôfago e pâncreas – em comparação com as que não ingeriam carne.

Apesar das notícias positivas, o veganismo não necessariamente implica boa saúde. De fato, os veganos podem estar em péssima forma, simplesmente porque comer vegetais não é o suficiente. A menos que você seja uma pessoa que se alimente de maneira inteligente e tenha acesso à grande variedade de frutas, verduras e legumes, além de completar sua dieta com vitaminas e minerais adequados, não estará fazendo favor nenhum a seu corpo.

"Eu não me tornei vegetariano por minha saúde, mas pela saúde das galinhas."

ISAAC BASHEVIS SINGER, ESCRITOR JUDEU-AMERICANO

NOSSOS ANCESTRAIS SERIAM VEGANOS?

Embora o termo "vegano" tenha sido cunhado em 1944, parece que os seres humanos não comiam muitos alimentos de origem animal até o advento do controle do fogo, há cerca de 800 mil anos. Antes disso, as evidências arqueológicas sugerem que os humanos talvez não tivessem o equipamento dentário correto para mastigar carne dura e crua.

Oitocentos mil anos parece ser muito tempo, mas uma vez que o *Sahelanthropus tchadensis*, o mais antigo hominídeo conhecido, viveu há 7 milhões de anos, a carne entrou na dieta humana relativamente tarde, em termos de processo evolutivo.

Além disso, os ancestrais dos homens, os primatas, também eram altamente veganos. Um estudo pioneiro da Universidade de Harvard sobre as dietas contemporâneas dos primatas se refere ao consumo de algo animal apenas rapidamente, em uma categoria denominada "miscelânea", e afirma que os 5% de alimentos não vegetais existentes nas dietas dos primatas incluíam cupins e outros insetos (em vez de carne), com frequência ingeridos acidentalmente durante a ingestão de vegetais.

Será que o veganismo é o estado natural do ser humano? A verdade é que ninguém sabe realmente. Deveria ser? O homem que provavelmente foi o que melhor conheceu o comportamento animal do que qualquer outro, Charles Darwin, disse um dia: "A comida normal para o homem é o vegetal".

> "Um ser humano pode ser saudável sem matar animais para comer. Portanto, ele come carne, ele participa da matança de animais meramente para saciar seu apetite."
>
> LEON TOLSTOI, ESCRITOR RUSSO

Por exemplo, houve uma época em que os veganos poderiam obter a vitamina B12 de que precisavam da terra que vinha junto com os alimentos. Hoje, como tudo é muito limpo, isso já não é mais possível (ver a hipótese de higiene à página 71). A falta de vitamina B12 pode causar anemia e doenças neurodegenerativas, portanto os veganos têm de consumir alimentos fortificados com vitamina B12, ou tomar um suplemento de, no mínimo, 500 mg diárias.

Da mesma forma, os veganos têm de se assegurar de que suas dietas incluem suficiente quantidade de cálcio, o que eles podem obter do leite de soja enriquecido e de verduras como a acelga, a couve e o brócolis; amêndoas também são boas fontes. Provavelmente, entre 500 a 1.000 mg por dia seja suficiente, mas cada um tem diferentes necessidades. Quem se alimenta só de vegetais tem de considerar a possibilidade de testar seus níveis de vitamina B12 e cálcio.

A vitamina D também deve ser suplementada, seja pela exposição ao sol durante cerca de vinte minutos por dia (esse número varia muito dependendo da pigmentação de sua pele e do local onde você esteja), ou por alimentos fortificados com vitamina D e/ou suplementos. (Nos Estados Unidos, os níveis de vitamina D são baixos para quase todas as pessoas, sejam veganos ou carnívoros. O suplemento deve conter ao menos 400 UI (unidades internacionais). Consulte a página 200 para saber mais sobre vitamina D.)

Compartilhando o segredo

Para aqueles que gostariam de tentar uma dieta baseada em vegetais durante um mês e que dominem o idioma inglês vale a pena visitar o *site* de Rip Esselstyn <www.engine2diet.com>. Lá você pode encontrar centenas de receitas veganas, bem como um plano mensal de refeições.

Se você quiser começar agora mesmo, é fácil: simplesmente corte qualquer alimento que tenha algo como rosto ou mãe. Em outras palavras, nada de *cheeseburgers*, frutos do mar fritos ou omeletes. Mas como essa dieta é altamente nutritiva e rica em fibras, a maioria das pessoas consome todos os vegetais, legumes, frutas e grãos integrais que queiram sem ganhar peso.

Lembre-se, entretanto, de que você tem de ter muito cuidado ao incluir todas as vitaminas e nutrientes para se manter saudável.

Para iniciantes, aqui está uma receita que Rip e os bombeiros adoram.

Lasanha vegetal de batata-doce

- Preaqueça o forno a 200 graus
- 1 cebola grande picada
- 1 cabeça pequena de alho, com todos os dentes espremidos ou picados
- 220 gramas de cogumelos fatiados
- 1 maço de brócolis picado, sem os talos
- 2 cenouras grandes picadas
- 2 pimentões vermelhos, picados e sem sementes
- 1 lata de milho (400 gramas), escorrido e lavado
- 1 pedaço firme de tofu (450 gramas)
- ½ colher de chá de pimenta caiena
- 1 colher de chá de orégano, de preferência fresco
- 1 colher de chá de manjericão, de preferência fresco
- 1 colher de chá de alecrim, de preferência fresco
- 2 caixas (de 200 gramas cada uma) de macarrão integral para lasanha, não cozido
- 2 frascos (de 730 mL cada um) de molho de macarrão
- 450 gramas de espinafre descongelado e escorrido
- 2 batatas-doces, cozidas e amassadas
- 6 tomates italianos, fatiados finamente
- 1 xícara de castanhas-de-caju moídas

Refogue a cebola e o alho em alta temperatura por três minutos em uma panela *wok* ou antiaderente. Acrescente os cogumelos e cozinhe até que amoleçam, liberando seu líquido. Retire tudo, reservando em uma tigela, com a ajuda de uma escumadeira. Mantenha o líquido dos cogumelos na panela e refogue o brócolis e as cenouras durante cinco minutos, acrescentando-os aos outros reservados. Refogue os pimentões e o milho até que fiquem macios e acrescente-os aos outros reservados. Seque o tofu com toalha de papel. Esmigalhe e junte à mistura de vegetais. Junte a pimenta caiena e misture bem.

Para cozinhar

Cubra o fundo de uma assadeira de 22 x 32 centímetros com uma camada de molho. Acrescente uma camada de macarrão. Cubra-a com molho. Dessa forma, o macarrão vai cozinhar no forno, em vez de na água fervendo, economizando tempo e energia. Espalhe a mistura de vegetais sobre o macarrão com molho. Cubra com outra camada de macarrão e mais um pouco de molho. Acrescente o espinafre à segunda camada de macarrão com molho. Cubra o espinafre com as batatas-doces amassadas. Coloque outra camada de molho, a última de macarrão e de molho. Cubra a lasanha com os tomates finamente fatiados e com papel laminado, colocando para assar no forno durante 45 minutos. Retire o papel alumínio, polvilhe a parte superior com as castanhas-de-caju moídas e coloque de novo a lasanha no forno por 15 minutos. Retire-a do forno e deixe descansar por 15 minutos antes de servir.

Rendimento: de 10 a 12 porções

Pitagoreanos

Embora o veganismo ainda seja raro, algo entre 5% e 9% dos americanos são vegetarianos, o que significa que, como os veganistas, eles não comem carne vermelha ou peixe, mas consomem produtos derivados do leite e ovos. O termo “vegetariano” tem apenas cerca de 160 anos; foi cunhado em 1847, na Inglaterra, pela então recentemente organizada Sociedade Britânica Vegetariana. Até aquela época, os vegetarianos eram chamados de pitagoreanos, seguidores do primeiro proeminente vegetariano, o filósofo grego Pitágoras (que viveu cerca de 570 a.C. a cerca de 495 a.C.), fundador de uma filosofia baseada na matemática.

Pitágoras disse: “Enquanto os homens continuarem a ser impiedosos destruidores de seres vivos menores, eles jamais terão saúde ou paz. Enquanto os homens massacrarem animais, eles continuarão a matar uns aos outros”.

Uma de suas teorias matemáticas afirmava: “Em um triângulo reto, o quadrado da hipotenusa é igual à soma dos quadrados dos outros dois lados”.

SEGREDO 18

Atitude positiva

GAIL EVANS

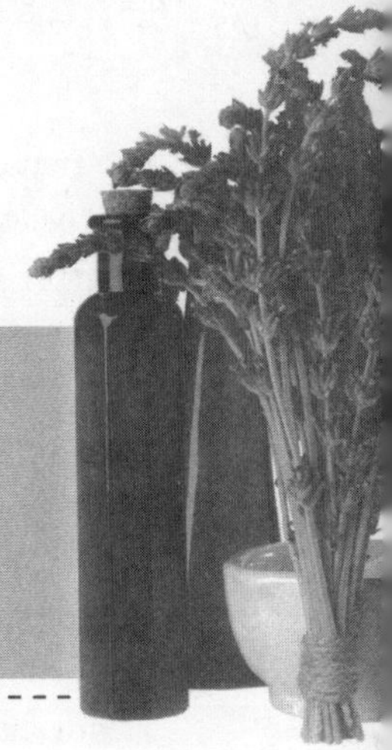

Durante muitos anos, Gail Evans, então vice-presidente-executiva da CNN, voou ao redor do mundo constantemente. Uma vez quando viajou para Malta para o encontro Bush/Gorbachev, seu avião pousou durante um furacão. O evento aconteceu num navio, no mar; a chuva era torrencial, a temperatura foi caindo e todos ficaram encharcados. Quando Gail retornou ao seu quarto de hotel, teve um arrepio e se sentiu péssima. Entretanto, disse a si mesma: "Você tem mais cinco dias nesse evento. Não vai ficar doente".

E não ficou. De fato, aos 68 anos, Gail não se lembra de um só dia ter ficado doente a ponto de não ir à escola ou ao trabalho. É possível, ela diz, que em algum momento ao longo desses anos todos tenha realmente ficado doente. Mas não prestou atenção. "É uma questão de atitude. Tenho confiança de que nunca vou ficar doente, mas se me sinto mal sei que posso superar isso imediatamente. Muitas pessoas ficam com o nariz escorrendo e com tosse e pensam que estão doentes. Eu não. Eu tusso um pouco, espirro um pouco, mas isso não me paralisa."

Gail já não trabalha para a CNN, mas ainda vive em Atlanta, e chama sua filosofia de procura de atendimento médico de "negligência benigna". Diz, no entanto: "Eu não sou uma idiota. Se percebesse uma protuberância em meu corpo, iria ao médico. Se quebrasse uma perna, trataria de consertá-la. Mas a maioria das pessoas leva longe demais suas preocupações com a saúde. No momento em que alguma coisa vai mal, correm para o consultório médico e, como a nossa sociedade tem uma natureza litigiosa, os médicos acham que tem de errar por excesso de cuidado não por falta no que se refere a seus pacientes. Então, encontram alguma coisa errada e afirmam que o paciente está doente".

Gail acredita que o corpo se autorregula e que, mesmo que você tenha seus altos e baixos, vai ficar bem se pensar que está bem. Essa atitude de Gail se manifestou durante a década de 1960, quando ela e sua família viviam em Moscou. Seu filho Jason tinha apenas duas semanas de vida quando eles chegaram. Logo ela ficou grávida de seu próximo filho, Jeffrey. Havia apenas um médico norte-americano por ali; seu emprego anterior tinha sido em um porta-aviões e ele nada sabia sobre saúde da mulher, muito menos obstetrícia. Os médicos russos, segundo Gail, não ajudaram em nada. Assim, quando uma das mulheres americanas ficava doente, as outras tratavam de ajudar. Liam todos os livros que conseguiam encontrar e constataram que a maioria das pessoas pode sobreviver assim, exceto quando ocorre uma verdadeira crise que exige intervenção médica.

"Não é que eu ignore minha saúde. Se tiver uma dica inteligente, eu presto atenção. Se entro em uma sala onde todos estão fungando e tossindo, tomo cuidado quanto ao lugar em que ficarei e com quem falarei. Mesmo assim, acho que posso dizer ao meu corpo: 'Você não vai ficar doente'."

Apesar disso, Gail faz sempre um checkup regular. A médica lhe disse uma vez que se tivesse de depender de pacientes como ela, iria à falência.

Os fatos sobre a atitude positiva

Nos anos 1950, um homem conhecido como "doutor Wright", na literatura médica, estava morrendo de câncer nos gânglios linfáticos. De cama, com tumores do tamanho de uma laranja em seu corpo, ele mal conseguia respirar e seus médicos lhe disseram que ele não tinha a menor esperança de recuperação. Wright, no entanto, tinha ouvido falar de um novo medicamento chamado Krebiozen e insistiu com os médicos para experimentá-lo. Embora duvidassem da eficácia do medicamento, os médicos concordaram. Estimulado pela crença de que tinha se recuperado, no prazo de três dias o doutor Wright já estava andando pelo corredor do hospital e brincando com as enfermeiras. Enquanto seus tumores encolhiam pela metade. Dez dias depois, ele teve alta.

Logo, porém, o doutor Wright leu reportagens que questionavam a eficácia do Krebiozen. Ele perdeu a fé na droga. Ficou deprimido e logo teve uma recaída. Então, os médicos conspiraram para enganá-lo, de maneira que ele voltasse a ser saudável. Eles lhe disseram para ignorar a imprensa, porque iam lhe dar uma versão mais recente e uma dose melhor de Krebiozen.

Não havia nada disso. Os médicos injetaram-lhe água destilada.

Novamente acreditando, porém, que poderia ser curado, a saúde do doutor Wright melhorou dramaticamente e ele voltou para casa. Infelizmente, após a leitura de uma reportagem definitivamente desacreditando o Krebiozen, ele morreu em um dia.

Outra história: em 1994 o doutor Bruce Moseley, da Universidade de Baylor, pediu a dez pacientes com operações marcadas para aliviar a dor em seus joelhos que participassem de uma experiência. Todos eles passariam pelo que parecia ser uma operação completa, mas ela só seria feita realmente em dois deles; em outros três ela seria apenas parcial, enquanto os cinco restantes não seriam operados. Mas tudo seria feito para que todos acreditassem ter passado pelo procedimento total.

Nenhum dos pacientes sabia quem tinha sido realmente operado, mas depois que os procedimentos foram concluídos, os dez relataram que a dor no joelho havia reduzido bastante. Simplesmente pensar que tinham sido operados revelou-se tão eficaz quanto a própria cirurgia.

As histórias do doutor Wright e do doutor Moseley estão entre as mais conhecidas entre os anais da medicina, do poder da mente sobre o corpo, mas são apenas dois entre milhares.

A terapia da mente sobre o corpo afirma que os pensamentos e as emoções podem exercer uma influência positiva (ou negativa) na saúde física. Essa atitude positiva pode resultar de inúmeras fontes – um cuidado médico, um placebo (uma pílula de açúcar), um pensamento positivo, uma autossugestão e por aí vai.

A crença na conexão mente-corpo é tão antiga quanto a própria medicina ocidental. No século V a.C., Hipócrates já dizia: "A força natural de cura dentro de cada um de nós é a maior para que se consiga estar bem". Desde aquela época, a relação entre saúde e mente tem sido estudada mais do que qualquer outro aspecto da própria saúde. Milhares de livros têm sido escritos a respeito, bem como inúmeros artigos de revistas e jornais; pesquise o tema no Google e verá surgir 125 milhões de referências. A quantidade de casos de pessoas que se sentem curadas de uma doença apenas por acreditar nisso cresce todos os dias.

Mas será que a atitude realmente afeta a saúde? Ninguém pode afirmar com certeza, porque a ciência ainda não encontrou uma forma definitiva de provar que o comportamento funciona. Certamente muitas pessoas testemunharão que sua atitude as mantêm saudáveis, mas muitas outras estão convencidas de que sua atitude não tem nenhum efeito sobre sua saúde. Para cada dois estudos demonstrando o poder da atitude, há outro que o contesta.

No livro *The cure within* (A cura interior), enciclopédico estudo de Anne Harrington sobre a terapia mente-corpo, a autora apresenta aos leitores muitos séculos de experiência e observação sobre o assunto. Essa pesquisa, entretanto, suscita mais perguntas do que respostas. Por que os placebos funcionam tão bem – às vezes melhor do que o medicamento pelo qual foram substituídos? Por que algumas pessoas parecem tornar-se mais saudáveis por terem pensamentos positivos mais facilmente do que outras? Por que o poder da sugestão parece tão forte, mas tão impossível de provar?

Durante muitos anos, a ciência simplesmente não estava disposta a encarar essas questões. Mas a tendência mudou, em parte devido a um livro popular. Nos anos 1970, o editor Norman Cousins escreveu o extraordinário sucesso *Anatomy of an illness as perceived by the patient* (Anatomia de uma doença como é percebida pelo paciente), no qual ele conta como curou a doença que colocava sua vida em risco, ao ter o diagnóstico de espondilite anquilosante. Cousins recuperou sua saúde em grande parte por rejeitar emoções negativas, lendo livros humorísticos e assistindo a filmes dos irmãos Marx e ao antigo programa de televisão *Candid camera*.

Logo depois, Cousins foi convidado a integrar-se à Faculdade de Medicina da Universidade da Califórnia, em Los Angeles, onde ajudou a criar o campo da psiconeuroimunologia – o estudo das relações entre o corpo e a mente. Agora, o conceito está consistentemente implantado na cultura.

Outra razão para a mudança é que uma pesquisa demonstrou que substâncias naturalmente presentes no organismo podem causar alterações no humor, bem como sensações de dor e prazer. Esses elementos químicos, chamados endorfinas, produzem o que normalmente é conhecido como pico do corredor. Em outras palavras, há processos em andamento e são quantificáveis, portanto podem ser estudados cientificamente.

Além disso, a pesquisa sobre o chamado *biofeedback* tem demonstrado que as pessoas podem controlar suas próprias ondas cerebrais e alterar o funcionamento cardíaco e respiratório usando apenas suas mentes. Mais: estudos sobre a consciência têm revelado que algumas pessoas podem aliviar, unicamente através da vontade, suas dores de cabeça e reduzir sua pressão arterial.

Durante a última década, a atitude e a fé têm provado que podem afetar o curso de muitas enfermidades crônicas, bem como a saúde cotidiana. Estudos realizados em centros de pesquisa acadêmicos, em instituições como Yale e Rutgers, revelam que a atitude de uma pessoa a respeito de sua saúde provavelmente seja o melhor vaticinador de seu bem-estar físico. Relatórios publicados em 2009 mostraram que muitas técnicas mente-corpo eram capazes de tratar, com êxito, doenças como fibromialgia, câncer e Alzheimer; outros estudos descobriram uma conexão entre a atitude e o bem-sucedido alívio de diversas dores, entre as quais a das costas, bem como dos distúrbios do sono, da infecção intestinal e da doença celíaca, entre outras enfermidades.

De acordo com a National Kidney Foundation, a atitude positiva é considerada um importante fator na maneira como um corpo aceitará um órgão transplantado. E segundo o Instituto Nacional de Artrite e Doenças de Pele e Musculoesqueléticas (Niams), "talvez a melhor coisa que você possa fazer por sua saúde seja manter uma atitude positiva" quando está tratando a osteoartrite.

Alguns dos mais importantes estudos que pretendem demonstrar uma forte relação entre mente e corpo têm sido desafiados. É possível que um dos principais envolva o trabalho do psiquiatra David Spiegel, de Stanford, que em um artigo publicado em 1989 na *Lancet* descreveu a descoberta inovadora que ajudava grupos de mulheres que sofriam de câncer a viver mais. Vinte anos depois, um novo teste foi incapaz de replicar aqueles achados, lançando dúvidas sobre os resultados originais. Outras pesquisas sobre mente-corpo vêm sendo contestadas por outros motivos, incluindo dúvidas sobre a exatidão dos dados e problemas com a metodologia.

Além disso, algumas equipes médicas não têm visto com bons olhos a abordagem da atitude positiva em relação à saúde. Elas frisam que se for dito às pessoas que elas controlam sua saúde, e ainda assim acabam ficando doentes, isso implica que estariam tendo uma atitude ruim ou que sejam de alguma forma deficientes mentais, em comparação com aquelas que não ficam doentes.

Afinal, a atitude não é quantificável e nem sempre é controlável – atualmente, ao menos. No futuro, equipamentos que sejam capazes de nos ajudar a gerenciar melhor nossas atitudes talvez desvendem o segredo da saúde humana.

Compartilhando o segredo

Dizer a alguém para ter "uma atitude melhor" é semelhante a dizer a si mesmo para ser uma pessoa melhor. Fácil de falar. Difícil de fazer.

E se você for alguém que não consegue melhorar seu estado de espírito, mesmo se esforçando ao máximo? Há muita ajuda disponível. O proverbial poder do pensamento positivo é um dos assuntos mais populares no mercado editorial. Alguns dos inúmeros livros a respeito incluem o campeão de vendas, *O poder do pensamento positivo*, que Norman Vicent Peale lançou em 1952, e o recente sucesso de Rhonda Byrne, *O segredo*. A maioria dos livros desse gênero é mais popular entre os leitores do que no seio da categoria médica.

Se você não for um leitor, pode tentar a tecnologia. Máquinas de *biofeedback* podem ajudá-lo a aprender a influenciar conscientemente as respostas de seu corpo e, em consequência, sua saúde. De acordo com a publicação *Alternative medicine: The definitive guide* (Medicina alternativa: O guia definitivo), para isso existem algumas alternativas de técnicas de integração mente-corpo, como o controle do imaginário, o trabalho com a respiração, a psicologia energética, a dessensibilização e o reprocessamento através do movimento dos olhos, a meditação e a programação neurolinguística.

A doutora Judith Orloff, psiquiatra e professora assistente da clínica de psiquiatria da Universidade da Califórnia, em Los Angeles, é autora do livro de sucesso *Positive energy and emotional freedom* (Energia positiva e liberdade emocional). Ela tem dedicado grande parte de sua vida tentando aprimorar as atitudes de outras pessoas. Aqui estão as dicas que ela oferece para melhorar as suas:

1. Entenda que as crenças definem o tom da saúde e da cura. Atitudes positivas reforçam o bem-estar; negativas, o prejudicam. Nossas crenças desencadeiam respostas químicas. Nenhum órgão interno é separado de nossos pensamentos. Crenças definem o tom em que certas realidades de saúde ocorrem.
2. Tente focar no que é bom AGORA, em vez de imaginar catástrofes sobre perigos à espreita MAIS TARDE. Pensamentos negativos baseados no medo aumentam os hormônios do estresse em seu organismo e param o fluxo benéfico das endorfinas, nossos neuroquímicos cerebrais naturais para alívio da dor.

3. Reserve alguns minutos para meditar, diariamente, sobre uma imagem positiva: uma cascata, um pôr do sol, um céu noturno, um rosto de criança. Isso acalma seu sistema fisiológico e permite que você desfrute de uma breve parada dos fatores estressantes do cotidiano.
4. Pratique o autodiscurso positivo. Esse tipo de afirmação vai neutralizar a tendência a se concentrar no que é negativo. Por exemplo, se você estiver se sentindo cansado, diga a si mesmo: "Amor, tudo bem repousar", em vez de ficar se martirizando por não dar uma parada. Quando sabe que deu o melhor de si em determinada situação ou está em um processo de cura de alguma doença, fale: "Você fez um ótimo trabalho" – mesmo que não tenha sido perfeito. A ênfase sobre o que você fez bem em vez do que fez errado vai ajudar a manter seu corpo tranquilo e saudável.
5. Sinta gratidão por tudo o que está funcionando em sua vida, em vez de ficar obcecado com o que deu errado. Concentre-se sempre no amor que você tem e reconheça o enorme valor desse amor.
6. Pratique atos anônimos de servir, sempre que estiver se sentindo infeliz ou de mau humor. Estenda a mão para ajudar os outros em coisas pequenas, como auxiliar alguém a atravessar a rua ou dar apoio emocional a um amigo, pois isso serve para abrir seu coração e gerar energia positiva, para que você se sinta melhor e o mesmo ocorra com a outra pessoa.

Ter uma atitude positiva é algo que você pratica constantemente, ao longo do tempo. Quanto mais fixar esse hábito, mais sucesso você terá.

SEGREDO 19

Probióticos

TONY JAPOUR

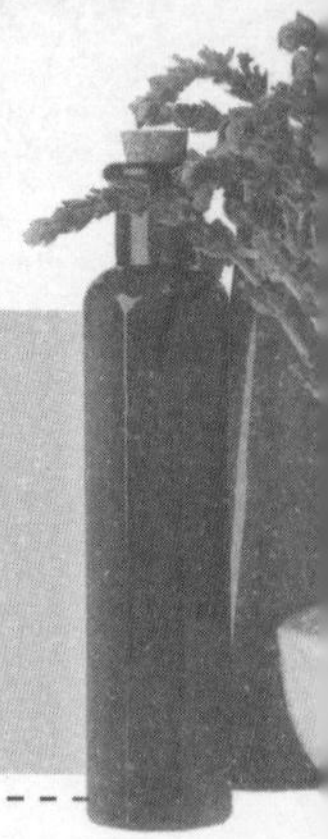

As doenças infecciosas têm desempenhado um papel proeminente na vida de Tony Japour. Primeiro, foi por causa delas que seus pais são surdos. Sua avó maternal contraiu rubéola quando estava no segundo trimestre de gravidez, o que resultou, como é frequente, em surdez de seu feto. No caso de seu pai, foi um problema no ouvido que evoluiu para uma meningite bacteriana e, em seguida, a surdez. Segundo, um dos amigos mais próximos de Tony morreu de Aids, causada pelo retrovírus HIV.

Finalmente, como aluno da Faculdade de Medicina da Universidade Northwestern, Tony ficou mais intrigado com a composição das doenças infecciosas, mais do que com qualquer outra coisa que estivesse estudando. Por exemplo, enquanto tinha aulas de gastroenterologia, ele se concentrou nos patógenos virais que causam a hepatite; ao estudar cardiologia, ele ampliou o foco nas infecções que causam a miocardite.

Depois de receber seu diploma, Tony iniciou a residência em um hospital comunitário associado à Universidade Harvard, permanecendo, ainda como monitor, no estudo de doenças infecciosas, e escolheu a pesquisa sobre Aids como sua especialidade. Finalmente, ele se vinculou a Harvard na qualidade de virologista molecular. Então, em 1996, ele foi trabalhar nos Laboratórios Abbott, em grupos de desenvolvimento de drogas contra a Aids, ajudando a elaborar o Kaletra, um medicamento de muito sucesso e que mudou o paradigma do tratamento da síndrome através do uso de inibidores de protease.

Quando não estava ocupado estudando infecções, Tony teve outras carreiras. Enquanto esperava ser nomeado para dirigir a Food and Drug Administration, pelo presidente George W. Bush (o que nunca aconteceu), ele montou uma galeria de arte contemporânea na Flórida. Alguns anos depois, se tornou político, concorrendo a uma vaga na Casa de Representantes da Flórida. Em razão de suas conquistas (e de sua aparência de astro de cinema), em 2003 a revista *People* o apontou (junto com Ashton Kutcher e Keanu Reeves) como um dos 25 solteiros mais cobiçados do país; Tony foi o primeiro a solicitar à publicação que mencionasse o fato de ele ser *gay*.

Embora geralmente saudável, anualmente Tony costumava ser derrubado por um horrível resfriado. Nos últimos seis anos, porém, ele não ficara doente de jeito nenhum e credita isso a uma recente beberagem matinal.

Uma vez por dia, em uma xícara de chá, ele mistura ovos brancos crus pasteurizados com um potinho de DańActive (normalmente, sabor baunilha). Tony acha que sua boa saúde se deve não ao produto em si, mas ao ingrediente ativo que contém, as bactérias *Lactobacillus casei imunitass*. Essas bactérias constituem-se no que se conhece como probióticos, ou um tipo de micro-organismo benéfico para seu hospedeiro.

A avó libanesa de Tony sempre fizera iogurte de leite talhado naturalmente e lhe dizia que era bom para a sua saúde. Porém, ele levou cerca de quatro décadas para agir de acordo com a recomendação dela.

Os fatos sobre os probióticos

Durante a metade do século XX, a palavra antibiótico foi uma das mais poderosas na medicina. Cunhado em 1942, o termo descreve qualquer substância produzida por um micro-organismo capaz de parar o crescimento ou destruir outros micro-organismos nocivos.

A ação dos antibióticos tinha sido descrita pela primeira vez quase setenta anos antes por Louis Pasteur, ao perceber que os *Bacillus* podiam inibir o crescimento dos perigosos *Bacillus anthracis*. A partir de suas descobertas, surgiu a família das mais poderosas e mais frequentemente prescritas classes de drogas do último século, da penicilina à tetraciclina.

Quando os cientistas perceberam o mecanismo pelo qual certas substâncias podem destruir bactérias nocivas, instalou-se a euforia. As pessoas acreditaram que todas as doenças poderiam ser erradicadas por esse método.

Isso não aconteceu. Mas pelo fato de que os antibióticos têm sido intensamente úteis em muitas áreas do tratamento médico, a noção de algo chamado *probiótico* ainda pode surpreender. Temos pensado em bactéria como algo ruim e queremos matá-las. Todas. Mas se o fizermos, nossos corpos estariam enfrentando um bocado de problemas (ver hipótese sobre higiene à página 71).

Um trato gastrointestinal saudável é repleto de bilhões de bactérias amigas para a nossa saúde e bem-estar. Como já foi mencionado, há entre dez e 20 vezes mais bactérias do que células em nosso corpo. Em vez de causar doenças, elas as previnem, lutando contra infecções virais e outras mazelas. O termo "probiótico" foi cunhado em 2001 pela Organização de Alimentação e Agricultura (FAO), das Nações Unidas, que as define como "micro-organismos vivos, os quais, quando administrados em quantidades adequadas, conferem saudável benefício ao hospedeiro". O conceito inerente ao uso de probióticos é simples: ajudar nossa população de bactérias amigas a fazer seu trabalho.

A primeira pessoa a quem se credita o fato de ter tentado identificar e explicar os benefícios à saúde oferecidos pelos suplementos baseados em bactérias foi o cientista russo Ilya Mechnikov, ganhador do Prêmio Nobel de 1908. Ao teorizar sobre o processo de envelhecimento – a gradual inabilidade das células do organismo fazerem substituições saudáveis – a partir da hipótese de que isso é causado por danos devidos a bactérias tóxicas no intestino, Mechnikov se concentrou em encontrar maneiras de reduzir a quantidade delas. Finalmente, concluindo que o ácido lático, encontrado no soro do leite, ajudava a suprimir o crescimento de bactérias patogênicas (ou provocadoras de doenças), ele levou sua teoria à prática, bebendo um copo de soro de leite por dia. Isso revelou que o soro do leite tem, de fato, propriedades benéficas. A bactéria que ele contém, o *Lactobacillus acidophilus*, produz vitamina K, lactase (que é essencial para a digestão da lactose) e alguns agentes antimicrobianos.

Durante a última década, numerosos estudos têm demonstrado o poder dos probióticos. Por exemplo, trabalho realizado recentemente pelo Departamento Jean Mayer de Agricultura pelo Centro de Pesquisa de Nutrição Humana sobre Envelhecimento, da Universidade Tufts, concluiu que o consumo de iogurte pode ter impacto benéfico em muitas condições gastrintestinais, incluindo constipação, diarreia, câncer de cólon e doença inflamatória do intestino. Pode, também, ajudar a estimular as defesas naturais do organismo contra infecções.

Outros estudos têm demonstrado que os probióticos impulsionam o sistema imunológico, oferecem suporte à saúde urogenital, diminuem a pressão arterial, reduzem o colesterol e os sintomas da doença inflamatória intestinal e melhoram a capacidade do corpo de absorver minerais.

Em novembro de 2005, uma conferência financiada em parte pelo Centro Nacional de Medicina Complementar a Alternativa (NCCAM) e convocada pela Sociedade Americana para Microbiologia apresentou evidências de que os probióticos podem também tratar infecções do trato urinário, reduzir a recorrência de câncer da bexiga e prevenir o eczema em crianças.

A pesquisa que apoia essas conclusões ainda não é definitiva; estudos adicionais de revisão devem ser feitos para provar as alegações dos cientistas... e produtores de probióticos. Parte do ceticismo se deve ao fato de que o trato intestinal humano é um sistema imenso, complexo e interconectado. Transforma alimentos em energia e nutrientes, hospeda infindáveis batalhas entre os agentes patogênicos e o arsenal defensivo do corpo e, às vezes, ataca a si mesmo, na forma de úlceras, inflamações e outras condições.

Os cientistas ainda não entendem completamente essas relações; além disso, o efeito de um só elemento, como os probióticos, no organismo ainda não foi totalmente explorado. Ademais, experiências realizadas com seres humanos para investigar os efeitos dos probióticos sobre o câncer envolveram apenas um pequeno número de participantes; os resultados são difíceis de avaliar, sem melhor controle sobre outros fatores. (Por exemplo, um relatório de 2009 publicado pela revista *Journal of Clinical Gastroenterology* concluiu que o sistema imunológico humano é "indubitavelmente afetado pela administração de probióticos". Não informa, entretanto, *como* eles são úteis nem quais deles são mais efetivos.) Há pouco tempo, a indústria Danone de iogurte manufaturado sofreu um processo que reclamava contra o exagero da empresa ao afirmar a eficácia de seus alimentos probióticos. (A Danone informa que aceitou um acordo para evitar litígios dispendiosos e concentrar seus esforços em produtos "que oferecem benefícios comprovados à saúde" para seus consumidores.)

Ainda assim, o interesse por probióticos tem crescido rapidamente. Os gastos dos americanos com suplementos probióticos quase triplicaram entre 1994 e 2003, e só entre 2007 e 2008 o investimento aumentou 16%, indo para US$ 425 milhões. Esse total passou de US$ 1 bilhão de dólares em 2009.

Procure a bactéria

Estudos científicos têm demonstrado que esses micro-organismos melhoram a saúde:

CEPA	BENEFÍCIOS	PRODUTO
Bifidobacterium animalis DN-173 010 (nome comercial: Bifidis Regularis)	*Saúde do intestino e digestão mais rápida*	Iogurte Danone Activia
Bifidobacterium infantis 356624	*Alivia os sintomas da síndrome do intestino irritável*	Suplemento Align, da Procter & Gamble
Bifidobacterium lactis Bb-12	*Auxilia o sistema imunológico e a saúde do trato digestivo*	Iogurte Yo-Plus yougur, da fórmula infantil Nestlé Good Start
Lactobacillus casei Shirota	*Auxilia o sistema imunológico e a saúde do trato digestivo*	Leite fermentado Yakult
Lactobacillus casei DN-114 001 (nome comercial: *L. casei imunitass*)	*Auxilia o sistema imunológico; reduz a duração dos resfriados e gripes em pessoas idosas*	Iogurte Danone Activia
Lactobacillus GR-1 em conjunto com *Lactobacillus reuteri*	*Melhora a saúde vaginal; ajuda a erradicar infecções vaginais*	RepHresh Pro-B e Fem- Dophilus
Lactobacillus reuteri 55730	*Ajuda a tratar cólicas, gengivite e diarreia associada a antibióticos*	BioGaia
Saccharomyces boulardii yeast	*Ajuda a prevenir e tratar a diarreia associada a antibióticos*	Florastor

Compartilhando o segredo

Se você quiser tirar proveito dos probióticos, sua primeira tarefa é mudar todos os hábitos que estão destruindo sua produção natural de bactérias. Isso inclui a escolha de alimentos pobres em nutrientes, estresse, consumo excessivo de álcool e uso abusivo de antibióticos. Depois, você tem de renovar suas bactérias amigas, consumindo-as em sua dieta. Alimentos ricos em probióticos incluem pastas de soja fermentada, como o missô e o *tempeh*; iogurte e bebidas à base de iogurte, como o *kefir*; chucrute e muitos picles; leite de soja probiótico e outras comidas fortificadas. Você também pode encontrar probióticos em alimentos inesperados como certos vinhos, cervejas, *cottage* e outros tipos de queijos e em um tipo de bebida muito popular no Oriente, *kombucha*, um chá asiático ligeiramente ácido e efervescente. Agora, vendido em mercados de comidas saudáveis e sofisticadas, o *kombucha* vem em uma série de sabores, incluindo colas e gengibre.

Lembre apenas que os probióticos são organismos vivos e, como todas as outras coisas vivas, morrem se forem abandonados por muito tempo, sem cuidado. Além disso, evite comprar produtos que não são frescos e siga as instruções contidas nos rótulos, para assegurar-se de que está mantendo seus aliados microscópicos vivos.

Você também pode tomar suplementos probióticos de empresas respeitáveis. Sua melhor aposta deve ser em uma mistura de variada flora, incluindo *Lactobacillus acidophilus, Lactobacillus rhamnosis* e/ou estirpes *de bacilobacterium*, como as *bifidum, lactis* e/ou *animalis*. Probióticos possuem alguns riscos sérios, mas que podem ser evitados por pessoas que estão com doenças críticas ou com os sistemas imunológicos depauperados.

Mais ainda: você tem de garantir que está consumindo a bactéria, pois os benefícios de cada uma delas variam largamente de uma para outra. Por exemplo, se um produto informa que contém *Lactobacillus*, pode estar se referindo a qualquer um da estirpe, incluindo *L. acidophilus, L. rhamnosis GG, L. casei, L. casei DN-114* ou *L. casei Shirota*. Em uma entrevista ao jornal *The New York Times*, Gregor Reid, diretor do Centro Canadense de Pesquisa e Desenvolvimento para Probióticos, explica isso da seguinte forma: "Dizer que um produto contém *Lactobacillus* é como afirmar que você está trazendo George Clooney para uma festa. Pode ser o ator ou algum sujeito de 85 anos, de Atlanta, e que por acaso também se chame George Clooney. Há diferenças de uma para outra estirpe de probióticos".

Beneficiar-se com probióticos tem a ver com o fato de encontrar uma estirpe ou combinação de estirpes que funcione para você. Independentemente de que tipo consuma, você precisará manter doses constantes, todos os dias, por uma semana, ao menos, para sentir os benefícios.

Leia cuidadosamente as instruções que vêm nos produtos e acompanhe sua reação quando começar a tomá-los. Eles podem causar efeitos colaterais leves, como gases ou inchaço, enquanto sua microflora intestinal se equilibra. Felizmente, mesmo se tiver esses efeitos colaterais, eles geralmente passarão em cerca de uma semana.

O MITO DO IOGURTE DA LONGEVIDADE

Por muitos anos, comerciais de televisão de iogurte mostravam um grupo de resistentes centenários que viviam nas montanhas do Cáucaso, arando os campos e caminhando para os mercados. De acordo com a propaganda, os idosos deviam sua saúde à dieta baseada em iogurte.

Descobriu-se, entretanto, que na verdade aquelas pessoas eram muito mais jovens do que aparentavam. Elas só pareciam mais velhas.

O mito dos caucasianos surgiu de dois fatores. Um deles é o chamado mito da longevidade nacionalista: é comum que os países afirmem que seus cidadãos vivem até uma idade muito avançada, como forma de divulgar o seu estilo de vida. Muitos têm feito isso, incluindo os Estados Unidos, onde, em 1967, a revista *Time* apresentou dois homens que asseguravam (sem provas) ter 125 anos de idade cada um. A União Soviética contrapôs com um russo chamado Shirali Mislimov, que disse estar próximo dos 170 anos.

No censo de 1970, mais de 100 mil pessoas alegaram ter mais de 100 anos de idade. Mas, como a Guerra Fria terminou, acabou também a necessidade de as duas culturas disputarem para ver qual delas havia engendrado o mais velho dos cidadãos. E não tardou para que poucas pessoas fizessem afirmações semelhantes.

A outra fonte do mito do Cáucaso era mais uma questão de autopreservação do que de nacionalismo: muitos homens soviéticos alteravam suas certidões de nascimento para evitar o serviço militar.

De acordo com o *Guinness, o livro dos recordes*, foram documentadas cerca de 50 pessoas que atingiram a idade de 114 anos, dessas, apenas umas 20 chegaram aos 115. Verificou-se que duas pessoas viveram mais de 120, incluindo Jean Calment, a mais longeva da história moderna. Calment (1875-1997) era uma francesa que se lembrava de ter conhecido Vincent van Gogh; ela atribuía sua longevidade ao azeite de oliva, que espalhava sobre seus alimentos e esfregava sobre a pele, bem como a uma taça diária de vinho do porto e a cerca de 900 gramas de chocolate por semana.

SEGREDO 20

Corrida

HELEN KLEIN

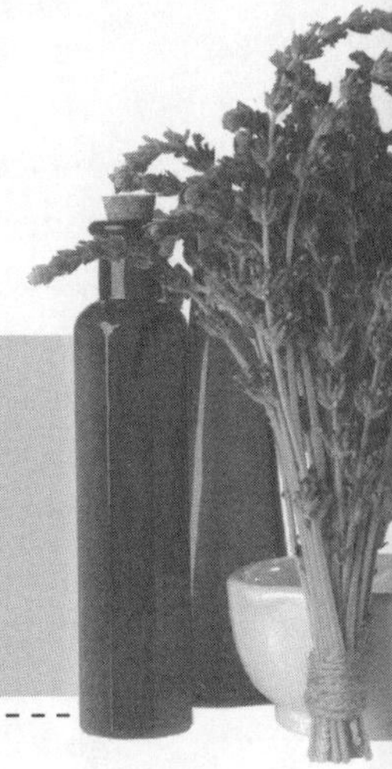

Depois de uma infância passada no oeste da Pensilvânia e tendo morado em cidades como Nova York e em Long Island, Helen Klein pareceu destinada a uma vida agradável, senão particularmente incomum. Ela ficou em casa para criar seus quatro filhos até que eles foram para a faculdade, quando então ela voltou a trabalhar como enfermeira na Escola de Enfermagem Monte Sinai, de Cleveland. Desde essa época ela vive na Califórnia, onde seu marido, Norman (que tem quinze anos a mais que seu caçula), fez a residência médica e, finalmente, abriu um consultório.

Em 1978, Norman foi convidado a fazer uma corrida de 16 quilômetros. Embora ele nunca tivesse corrido antes, aceitou o desafio – o que significa que Helen também se dispôs, porque o casal sempre fazia tudo junto.

Helen ainda estava em boa forma, graças a um bom condicionamento da parte inferior do corpo, ao corpo pequeno e a "ótimos quadríceps", algo que ela atribui a um exercício físico de levantar pacientes pesados em seu trabalho como enfermeira. Mas ela não estava preparada aerobicamente, então treinou durante dez semanas até que pôde correr os 16 quilômetros.

Na ocasião, poucas mulheres estavam correndo competitivamente. Para aquela prova, se apresentaram 46 homens e apenas quatro mulheres; Helen, então com 55 anos, era a mais velha e ganhou o troféu para iniciantes de 40 ou mais. Gostando do resultado, ela decidiu correr 3 milhas todos os dias, para permanecer em forma. E como Norman decidira participar da Maratona de Boston, ela se preparou junto com ele. Na verdade, Helen tornou-se mais do que uma maratonista ocasional. Hoje, aos 86 anos de idade, ela já correu 90 maratonas, 143 longos percursos (incluindo 28 de 160 quilômetros) e muitos ecodesafios (eventos de vários dias, incluindo esportes de aventuras, de rapel a *rafting* de grandes correntezas).

Ao todo, Helen conquistou aproximadamente 75 recordes mundiais para o grupo de sua faixa etária – incluindo um por correr ao longo do estado do Colorado, durante cinco dias, por um período de dez horas cada um. Ela é a pessoa mais idosa a completar uma corrida de trilha e, aos 75 anos, participou de uma corrida de 240 quilômetros no Himalaia. Ela concluiu o triatlo Ironman, no Havaí, e uma corrida de 235 quilômetros, em estágios, ao longo dos Andes peruanos e quebrou recordes em maratonas, como o recente, de 2009.

"Eu jamais coloquei um limite para mim, por causa de minha idade ou gênero", ela diz. "Se existe real possibilidade de que possa terminar algo, eu tento." Atualmente, Helen também reserva tempo para seus nove netos e quatro bisnetos. Além disso, é uma pessoa realmente tranquila. "Eu fui criada de maneira diferente das garotas de hoje em dia. Fui criada para ficar nos bastidores, para ficar atrás do marido e incentivá-lo a subir a escada. Não fazíamos nada esportivo para nos expandir. Aprendemos a coser, tricotar e cozinhar, sentar na varanda e jogar cartas.

Desde que começou a correr, Helen não consegue se lembrar de um só dia em que tenha estado doente, embora recorde que, na infância, frequentemente tinha gripe. E ela não toma remédios. Acredita que o exercício é responsável por mantê-la bem.

Mas ela não corre intensivamente, como fazia antes. Seu marido só pode percorrer trajetos curtos, embora ambos ainda costumem correr de 5 a 16 quilômetros todas as manhãs.

Helen também corre menos, nos dias de hoje, porque valoriza sua privacidade: toda vez que pisa o solo, a imprensa vem para assisti-la. "É difícil fazer bem alguma coisa com câmeras sobre você todo o tempo."

Embora seus filhos pratiquem ativamente esportes como ciclismo e natação, eles não correm. "Se sua mãe fosse Helen Klein", eles perguntam, "vocês fariam isso?"

Aeróbico *versus* anaeróbico

O exercício geralmente está separado em dois tipos de atividade: aeróbica e anaeróbica. Os termos se referem a duas diferentes formas pelas quais o corpo pode produzir energia – com oxigênio ou sem oxigênio. Quando estamos em repouso, temos suficiente oxigênio para usar ao quebrarmos os carboidratos e convertê-los em energia. Quando estamos nos exercitando, as células musculares precisam de mais energia e então temos de respirar mais forte, para obter oxigênio adicional. Correr e outros tipos de exercício que nos fazem obter mais oxigênio para respirar são aeróbicos.

O exercício anaeróbico é o tipo de movimento, como aquele que se faz levantando um haltere, em que nossas células precisam de uma imensa quantidade de energia rapidamente. As células de seu bíceps não podem reunir oxigênio suficiente para fazer toda essa energia por si mesmas, então precisam transformar carboidratos em energia sem oxigênio – uma abordagem menos eficiente e que deixa, no músculo, um resíduo chamado ácido lático, que pode causar pontadas.

Se você tem alguma dúvida sobre que tipo de exercício está fazendo, lembre-se dessa regra geral: se você está sem fôlego, provavelmente é aeróbico. Se seus músculos realmente queimam, é anaeróbico.

Os fatos sobre a corrida

No segundo século d.C., o médico grego Galeno tinha poucos instrumentos para avaliar a saúde de seus pacientes. Não havia monitores digitais para medir o ritmo cardíaco ou estetoscópios, e ninguém sabia como o sangue circulava ou mesmo que houvesse alguma ligação entre os micróbios e as doenças. Mas Galeno tinha gladiadores, um desfile de corpos expostos aos mais extenuantes testes físicos; eles permitiam ao médico observar como o corpo humano funciona.

Depois de anos de estudo, Galeno formulou uma teoria: o corpo deseja movimento – e não apenas aqueles típicos de uma rotina diária. As pessoas precisam de vigor. "O critério do vigor é a mudança da respiração; os movimentos que não alteram a respiração não são chamados exercícios", ele escreveu. Em outras palavras, o movimento não é exercício até que você fique sem fôlego.

Atualmente, nós denominamos esse tipo de atividade de exercício aeróbico. Ao longo dos séculos, a popularidade do exercício oscilou e suas formas mudaram. Entretanto, o conceito do exercício como algo separado do trabalho é relativamente moderno. Os avanços sociais e tecnológicos os quais fizeram nascer o fenômeno do lazer trouxeram, como consequência, o fato de que um crescente número de pessoas não eram mais *forçadas* a se exercitar (como um trabalho braçal) para sobreviver. Agora elas querem se exercitar para relaxar e melhorar sua forma física. Durante a virada do século XX, muitos americanos bem conhecidos foram convencidos dos benefícios dos exercícios, incluindo o presidente Teddy Roosevelt, que garantia que seu compromisso com o bem-estar físico era a ponte entre sua juventude doentia e sua robustez nos tempos em que pertencia ao Rough Rider[5].

> "A saúde do homem pode ser avaliada pela maneira como ele enfrenta dois por vez – pílulas ou degraus."
>
> JOAN WELSH

Mas a medicina ficou para trás em relação à sociedade; passaram-se quase dois milênios até que os cientistas começassem a explorar as teorias de Galeno. De acordo com o Centro de Serviços Humanos e de Saúde (HHS), um terço dos homens convocados para servir na Força Expedicionária Americana durante a Primeira Guerra Mundial era fisicamente inapta. O bem-estar físico tornou-se uma questão de defesa nacional e fluíram dólares para a pesquisa, Por exemplo, entre 1924 e 1946, o Laboratório de Fadiga de Harvard testou, continuamente, os efeitos do trabalho e da pressão sobre o corpo humano e, por volta da década de 1950, a Associação Médica Americana estava investigando as ligações entre exercício e boa forma quando o pioneiro desta Lack LaLanne estava nadando pela baía de São Francisco para promover o exercício. LaLanne foi também o primeiro guru da modalidade ao usar a nova mídia da televisão para popularizar a ginástica. A boa forma tinha chegado à consciência pública.

Os cientistas continuaram a estudar e elogiar os efeitos do exercício. Um metaestudo publicado em 2002 pelo HHS, sob o título "A atividade física é fundamental para prevenir a doença", relacionava os efeitos benéficos do exercício

5 Denominação da primeira cavalaria de voluntários dos Estados Unidos. (N. T.)

(definido como trinta minutos de atividade moderada durante cinco dias por semana): reduzir o risco de desenvolver ou morrer de doença cardíaca e de ter diabetes, pressão alta, câncer de cólon e de mama; reduzir a pressão sanguínea já perigosamente alta; e melhorar a depressão e a ansiedade, enquanto promove o bem-estar psicológico.

Estudo após estudo vem confirmando esses achados. Observe, por exemplo, o diabetes: no trabalho de referência "Programa de prevenção de diabetes", publicado em 2002 pelo *New England Journal of Medicine*, os pesquisadores descobriram que os participantes que mantiveram uma dieta saudável e fizeram exercícios rotineiramente reduziram o risco de desenvolver diabetes em 58%, enquanto o grupo que tomou uma droga contra a doença reduziu o risco em apenas 31%.

Revelou-se que o exercício não apenas ajudava a *prevenir* o diabetes, mas também auxiliava os portadores a superar os efeitos da doença. Em um estudo publicado em *Diabetic Care*, em 2009, um programa de exercícios incluindo elementos aeróbicos e anaeróbicos (musculação) revelou melhorar a capacidade do corpo de controlar os níveis de glicose (açúcar no sangue) em participantes que já haviam desenvolvido diabetes do tipo 2.

Estudiosos também estão encontrando ligações entre exercício e sistema imunológico, corroborando uma antiga crença de que existe entre os corredores, como Helen Klein, a ideia de que essa atividade os ajuda a se manter a salvo de doenças infecciosas. É verdade que essa área de estudo é relativamente nova. De acordo com o *International Journal of Sports Medicine*, dos 629 trabalhos publicados sobre exercício e imunidade no século XX, 378 foram escritos na última década. (E por causa das implicações éticas da manipulação da imunidade humana, a maioria dos dados recentes era de experiências que usavam ratos.)

Recentemente, foi demonstrado que o exercício mitiga os efeitos do estresse crônico. O estresse tem implicações fisiológicas que agravam as condições das pessoas que já estão sob risco de doença cardíaca porque provoca mais – e contínua – tensão sobre o coração, por aumentar a pressão sanguínea. Essa é uma das razões pelas quais a Clínica Mayo recomenda a atividade física para combater os efeitos negativos do estresse, mencionando o estado meditativo que ela induz, junto com seus resultados antidepressão e incentivo à geração de endorfinas.

Como sempre, o segredo tem de ser tratado com sensatez. Por causa de seus efeitos agradáveis e de seus benefícios à saúde, o exercício parece conduzir à dependência, de maneira que algumas pessoas tendem a levá-lo longe demais. E, com o exagero, o estímulo induzido pelo exercício no sistema imunológico pode se transformar em imunossupressão.

Os mecanismos celulares envolvidos nos efeitos dos exercícios sobre a imunidade ainda estão sendo explorados, mas nós sabemos que ele influencia a quantidade e o funcionamento de muitos tipos de células brancas do sangue, as quais compõem nossas defesas imunológicas. Estudos recentes confirmam que, como afirmou um artigo publicado em 1997 na *Journal of Applied Physiology*, há "crescente evidência de que, algumas horas depois de esforços extenuantes, muitos componentes do sistema imunológico revelam estar com a função suprimida". Essa supressão, demonstrou o estudo, conduziu a mensuráveis altas taxas de infecção no trato respiratório superior em atletas durante o treinamento e ao longo de uma ou duas semanas na sequência de suas corridas.

E correr pode ser ruim para seus ossos, tal como é bom para seu coração. Um estudo britânico sobre mulheres corredoras, por exemplo, descobriu que correr 10 quilômetros extras por semana correspondia a quase 2% de menor densidade óssea. Entretanto, os pesquisadores sugerem que esse resultado pode ter acontecido porque as mulheres que se entregam ao treinamento vigoroso também têm dietas restritas, arriscando-se inclusive a uma deficiência nutricional.

Resumo: correr é bom para você porque é extenuante. Mas porque é extenuante você tem de correr de maneira inteligente.

Compartilhando o segredo

Comece a correr. Poucas rotinas de exercício começam tão fácil. Embora seja sempre uma boa ideia conversar primeiro com seu médico, há boas chances de você ficar bem – mas, de qualquer forma, avalie. Você só vai precisar de tênis de corrida, roupas adequadas para o clima e um lugar para fazer isso.

Não há razões de segurança imperiosas para gastar muito dinheiro em bons calçados de corrida, mas é possível comprar mais conforto. Quando você começar a correr longas distâncias, entenderá o que aqueles anúncios de calçados de primeira significam quando anunciam que combatem o calor e a umidade. Entretanto, algumas pessoas subestimam os calçados, com a teoria de que nossos pés e pernas são excepcionalmente bons para dispensar o choque e que correr sem sapatos conduz a uma *performance* melhor da corrida por manter os corredores longe daquelas solas, forçando um movimento de queda pela inclinação à frente. Não há estudos conclusivos sobre a corrida com os pés descalços, mas muitos corredores juram que isso curou suas dores crônicas e lesões. Para sua segurança, corredores descalços usam apenas trajetos especiais em espaços internos.

Quando você tiver seus calçados (iPod, garrafa de água, pedômetro, bandana e por aí vai), o quão longe pretende correr? Poucos de nós são corredores naturais, como Helen Klein. Como regra geral, os Centros de Controle de Doenças (CDC) recomendam que um adulto deve ter 75 minutos de vigorosa atividade aeróbica por semana. Se quiser realizar essa tarefa em dois, três, quatro ou sete dias, isso é com você. A palavra *vigoroso* não mudou muito desde que Galeno a usou, mas pode significar coisas diferentes para várias pessoas.

Se você está apenas começando, pode alternar andar e correr. A cada sessão, tente correr mais e andar menos. Vai encontrar seu próprio ritmo de corrida, então é importante começar por medir minutos e não quilômetros. (Vai parecer um pouco mais difícil do que aparentam aquelas pessoas que saem correndo às seis da manhã.) Não se preocupe – vai ficar mais fácil em poucas semanas. Será também mais gratificante. *Sites*, na internet, de corredores recomendam que você comece fixando suas tarefas: se terminar no supermercado, vai parecer que fez alguma coisa e não apenas correu em círculo.

Comece devagar, mantenha uma rotina e aprenda a desfrutar essa liberação de endorfinas e outras substâncias químicas produzidas no cérebro, resultantes de um exercício extenuante. Mas monitore seu corpo. Nem todo mundo vai se beneficiar da corrida e é possível que haja uma infinidade de lesões, de fraturas nas articulações do quadril a dores nos tendões. Paradoxalmente, o pico de satisfação do corredor pode estar presente mesmo quando você se machucar; a corrida é mesmo prazerosa. Depois de cada corrida, analise seu corpo para se assegurar de que, por mais que você deseje correr, ele também deve manifestar a mesma inclinação.

Jeremy Morris toma um ônibus

Durante milênios, as pessoas acreditaram que a boa saúde está relacionada ao exercício, mas ninguém sabia exatamente por quê. O primeiro exercício que provou esse benefício, através de estudo científico, não foi a corrida nem a aeróbica ou mesmo o andar a pé. Foi subir escadas em um ônibus de dois andares.

Na década de 1940, o epidemiologista britânico Jeremy Morris começou a analisar as taxas de incidência de ataques do coração nos profissionais que trabalhavam em empresas de transporte público, para ver se havia uma diferença de resultados entre os motoristas sedentários, que quase não se movimentavam, e os cobradores, que continuamente subiam as escadas. Havia: os dados de Morris revelaram que os cobradores sofriam menos da metade dos ataques do coração do que os motoristas.

Os estudos de Morris sobre trabalhadores de outras profissões encontraram evidências corroborando que o exercício tinha um papel na melhoria da saúde. Por exemplo, funcionários do correio, que eram ativos, passando seus dias a entregar cartas, tinham menor risco de sofrer ataque do coração do que aqueles que trabalhavam em uma mesa de escritório.

O trabalho de Morris construiu as bases do conhecimento atual das relações entre exercício e doença cardiovascular. Ele recebeu muitos prêmios, inclusive a primeira medalha do comitê olímpico, em ciências esportivas, em 1972. Não surpreendentemente, o próprio Morris fez exercícios durante toda a sua vida, nadando, pedalando em uma bicicleta estacionária ou andando por, no mínimo, meia hora quase todos os dias, até chegar aos 90 anos. Ele morreu em 2009, pouco antes de seu centésimo aniversário, de pneumonia e falência renal. Seu coração, entretanto, ainda estava em boa forma.

SEGREDO 21

Espiritualidade

JOHN JOSEPH

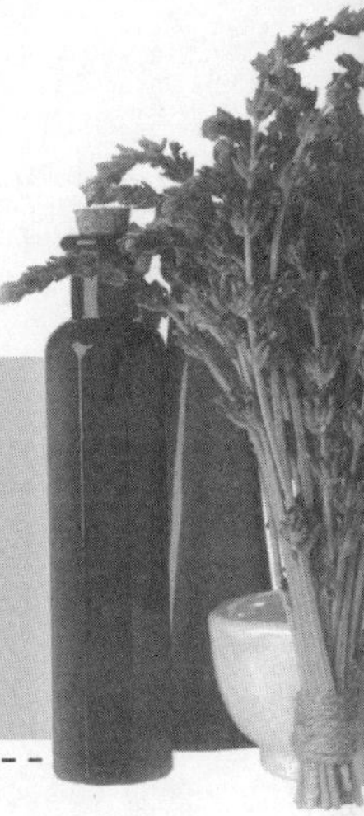

Quando John Joseph, aliás John Joseph McGowan, aliás Bloodclot, se apresenta com sua banda, o público demonstra seu entusiasmo mergulhando no palco (saltando sobre o tablado e, depois, se jogando de volta na plateia). Enquanto isso, John corre de um lado para o outro como um *dervixe* rodopiante – girando, saltando e revirando-se. Muito bom para um homem de 46 anos.

"As pessoas me dizem que é a coisa mais intensa, energética que já viram – especialmente considerando-se minha idade. Todos os que conheço e tocam algum instrumento reclamam de seus joelhos, juntas e costas com problemas. E eu estou muito bem."

John cresceu nas ruas da cidade de Nova York, de um lar adotivo para outro, espancado e abusado por pais adotivos e pelo sistema. Aos 14 anos, ele estava traficando drogas; aos 16, foi recolhido por uma instituição correcional juvenil. Poucos anos depois ele entrou para a Marinha; passados alguns meses, desertou. Ocasionalmente, passou uns meses em uma prisão militar.

Viciado em drogas, sem ambição, raivoso, vazio, John mal conseguiu sobreviver durante a década de 1970. Vagar pelas ruas sombrias de Nova York deixou-o com pouco respeito pela vida, e ele se convenceu de que morreria cedo, como seus companheiros. Porém, em vez disso acabou dando a volta por cima ao tornar-se vocalista da Cro-Mags, uma banda *punk* pesada. Mais ou menos na mesma época, ele conheceu os Bad Brains, roqueiros *punk* que o levaram muito adiante, musical... e espiritualmente. Os membros do grupo eram rastafáris; e fizeram com que John pensasse em sua vida em novos termos.

"Com certeza, em consequência de tudo o que enfrentei quando criança, eu me vi questionando a existência de Deus. Então, finalmente, comecei a me interessar por algo além de mim mesmo."

John tornou-se responsável pelo transporte de equipamentos da Bad Brain, assumindo também a função de agente de segurança. Ao longo do caminho, ele leu incontáveis obras sobre religião e, mais tarde, passou dois anos inteiros em um *ashram*, um retiro espiritual indiano. Durante essa peregrinação, sua vida mudou de um desastre iminente para uma busca de espiritualidade. Ele raspou a cabeça, todos os dias acordava antes da aurora para meditar e se concentrava na restauração de sua saúde, que tinha sido instável e afetada pelas drogas. Seu bem-estar geral atingiu um ponto em que, a despeito de uma extenuante agenda de *shows* pelos Estados Unidos e Europa, ele nunca ficava doente.

"Não estou mais me levantando às quatro da manhã, mas ainda entoo cânticos todos os dias. É parte do que me mantém saudável. Os Vedas (textos sagrados do hinduísmo) dizem que as três causas das enfermidades são o excesso de ansiedade, a sujeira e a reação exagerada. Então eu faço exercícios respiratórios, pratico ioga diariamente, como vegetais orgânicos e faço exercícios de resistência com pesos. Você tem de treinar como louco para absorver tudo isso."

Quando sua banda sai em temporada de viagens, por causa das horas tardias, dos *shows* pesados e da tosse e dos espirros em lugares fechados, a maioria dos músicos retorna doente, mas não John. "O caminho espiritual me salvou. Isso não é um clichê. Todas as pessoas que eu conheci nas ruas estão mortas ou na cadeia. Se o divino não interviesse, eu não estaria aqui."

Os fatos sobre a espiritualidade

Lourdes, uma pequena cidade no sul da França, tem uma população local de apenas 15 mil pessoas, mas hospeda quase 5 milhões por ano. A maioria delas vem procurar as águas dali, consideradas capazes de curar os doentes ao longo de um século e meio.

A lenda de Lourdes surgiu em um dia de fevereiro de 1858, quando uma jovem de 14 anos, chamada Bernadette Soubirous, afirmou que uma linda mulher, “a mais bela que eu já vi”, apareceu diante dela na gruta de Massabielle, um lugar fétido, usado como pastagem e depósito de lixo. As pessoas passaram a acreditar que aquela mulher maravilhosa, que Bernadette viu umas dezoito vezes, era a Virgem Maria.

Finalmente, ali foi construído um santuário e desde aquela época tem atraído aproximadamente 200 milhões de pessoas, porque logo se tornou famoso por CURAR DEZENAS DE SERES HUMANOS, mesmo aqueles com doenças crônicas consideradas incuráveis. A Igreja Católica Romana, que supervisiona o lugar, reconheceu oficialmente ali 67 “curas milagrosas” – de câncer a reversão de paralisia. A igreja alega que não pode haver outra explicação senão intervenção divina.

Será que os milagres de Lourdes são reais? A fé pode nos manter saudáveis? A espiritualidade pode melhorar nossas chances de sobreviver a doenças críticas? Essas questões, antes vistas com um alto grau de ceticismo, agora estão sendo investigadas. Entretanto, a saúde e a religião têm estado interligadas desde o princípio da história escrita – e provavelmente bem antes.

Os historiadores acreditam que a medicina foi inicialmente praticada por xamãs e curandeiros há dezenas de milhares de anos. Esses curadores usavam sua conexão com o mundo espiritual para tratar seus companheiros de tribos aqui, no mundo material; em várias culturas indígenas ao redor do mundo, os xamãs ainda praticam esse tipo de medicina.

Os primeiros textos médicos conhecidos vêm da antiga Mesopotâmia, onde a saúde estava associada à harmonia, às estações e aos ciclos naturais da vida – todos considerados domínio dos deuses. Nossos ancestrais acreditavam que a doença representa uma quebra dessas forças naturais e que a saúde poderia ser restaurada pela reconexão com elas; o moderno símbolo da profissão médica – duas serpentes enroladas em um bastão – deriva dessa crença. Conhecido como caduceu, a imagem representa Ningishzida, o deus sumério da natureza e da fertilidade.

Na mitologia egípcia, da mesma forma, a doença era considerada um desequilíbrio das forças do céu e da terra. Os gregos (e, mais tarde, os romanos) divinizaram Asclepius, filho de Apolo e deus da medicina, que também supervisionava a cura e o cuidado com a saúde. Boa saúde, aliás, era sinônimo de boa relação com os deuses.

Depois da queda de Roma, os monges cristãos tornaram-se os guardiões dos antigos segredos da saúde, incorporando remédios pagãos sempre que fossem úteis, ajudando, assim, a preservar a farmacologia ancestral. O progresso, entretanto, foi escasso; até o século XVII, a maioria dos textos respeitados pelos círculos médicos ainda era escrita por Galeno, o médico grego do segundo século. Então, com o desenvolvimento dos modernos princípios científicos, a medicina começou a se desviar de sua aproximação entre clássica e espiritual para se concentrar no modelo ocidental com base em evidências, ainda prevalente hoje em dia, aquele que enfatiza a importância da pesquisa, dos estudos cegos controlados, da farmacologia e da especialização.

Apesar de seus espetaculares avanços, a ciência médica moderna ainda é desafiada por doenças crônicas e misteriosas. Nesses casos, evidências indicam que a fé pode oferecer mais do que consolo: realmente é capaz de ajudar no processo de cura.

Entre as dezenas de relatórios que corroboram essa visão está um estudo da Universidade Duke, realizado em 1998 e patrocinado pelo Instituto Nacional de Saúde Mental, o qual revelou que o grau de fé religiosa entre os doentes crônicos e deficientes tinha um efeito mensurável na rapidez com que eles se recuperavam da depressão. Um trabalho de 2000, publicado pela *Journal of Substance Abuse Treatment,* informava que "altos níveis de fé religiosa e espiritualidade estavam associados a uma orientação de vida mais otimista, alto grau de apoio social, muita resiliência ao estresse e baixos níveis de ansiedade". E uma revisão, feita pela Secretaria de Avaliação de Tecnologia dos Estados Unidos, de artigos publicados ao longo de uma década pela *Journal of Family Practice,* descobriu que 83% dos estudos sobre religiosidade mostravam uma correlação positiva com a saúde física. Pesquisa similar, de duas grandes revistas de psiquiatria, mostrou que 92% dos estudos relatavam benefícios de saúde mental derivados da participação em religiões instituídas.

Pessoas espiritualizadas também parecem ter um melhor funcionamento do sistema imunológico, de acordo com um estudo de 1997 publicado na *Journal of Psychiatry in Medicine.* Os pesquisadores compararam as células imunológicas de pessoas que vão regularmente à igreja com as de quem não tem essa prática, notando que os não religiosos tinham duas vezes mais elevados níveis de interleucina-6, uma imunoproteína associada a uma grande variedade de doenças relacionadas ao envelhecimento.

Um dos mais importantes estudos nessa área investigou o poder da oração. Dirigido em 1988 pelo doutor Randolph Byrd, na unidade cardíaca do Hospital Geral de São Francisco, ele dividiu 393 pacientes em dois grupos:

um deles recebia orações feitas por estranhos, o outro não. (Os pacientes não sabiam a que grupo pertenciam.) Os resultados mostraram que os do segundo grupo estavam duas vezes mais inclinados a sofrer complicações de suas doenças do que os do primeiro grupo.

> **"Muitas pessoas perdem a saúde obtendo riquezas e, então, têm de gastar sua fortuna para reconquistar a saúde."**
>
> **A.J. Reb Materi, autor**

Apesar dos inúmeros estudos mostrando uma relação positiva entre espiritualidade e saúde, muitos outros não revelaram nada. Talvez a pesquisa mais antiga a respeito tenha sido aquela que surgiu nos anos 70 do século XIX, quando o sobrinho de Charles Darwin, Francis Galton, resolveu testar o poder da oração. Ele notou que o maior alvo das orações das pessoas na Inglaterra, naquele tempo, era a família real. Então, se de fato a oração funcionasse, será que os membros da família real viveriam mais tempo e seriam mais saudáveis? Longe de provar isso, sua análise estatística mostrou que eles morriam antes da média dos ingleses.

E muitos estudos (realizados depois da investigação sobre a prece feita por Byrd) da mesma forma não encontraram evidências conclusivas sobre pacientes por quem se rezou mostrassem uma reação positivamente saudável. Algumas das pesquisas ligando espiritualidade e boa saúde também foram descartadas por falhas metodológicas. Richard P. Sloan, professor com Ph.D. em medicina comportamental pela Universidade de Columbia, aponta a complicada ética envolvida em aconselhar religião ao afirmar: "Sugerir aos pacientes que a atividade religiosa está associada com a melhoria da saúde implica também o inverso – que saúde depauperada é um produto de insuficiente atividade religiosa".

Os médicos não são os únicos a criticar esse tema. Em um artigo de Richard Sloan, publicado em junho de 2000 na *New England Journal of Medicine*, coassinado por sete líderes religiosos, incluindo protestantes, budistas e católicos, Sloan afirma que a mídia é parcialmente culpada pela divulgação ao dar farta cobertura apenas aos estudos que mostram um impacto positivo da religião sobre a saúde e ignorando evidências do contrário.

Mais problemáticos são os amargos debates sobre o lugar da espiritualidade e da religião nos cuidados da saúde modernos. Os confrontos sobre aborto e eutanásia dividem a sociedade, criando facções que não conseguem chegar a um acordo. E recentes casos de pais que se negaram a fazer tratamentos médicos em seus filhos, por razões religiosas, têm chegado às manchetes quando as crianças morrem. Embora a maioria dos estados americanos tenha leis que permitem algumas exceções religiosas para pais que rejeitam a medicina condicional para seus filhos doentes, nenhuma reza que os pais podem substituir, por espiritualidade, cuidados médicos para condições críticas.

Não existe um campo mais controvertido do que o lugar mais adequado à espiritualidade e seus limites. Todos nós devemos decidir como equilibrar nossos sistemas de crenças e nossas necessidades de cuidados de saúde. Manter a mente aberta parece oferecer mais alternativas do que o contrário. Aqueles que foram ao santuário de Lourdes doentes e voltaram curados e John Joseph, que acredita piamente que a fé é seu segredo para a saúde, provam isso.

Compartilhando o segredo

Como tornar-se espiritualizado? Este talvez seja o segredo mais difícil de compartilhar. Implica uma inclinação muito precoce, infantil mesmo, à fé: deixando para trás seu ser racional por um mundo onde a crença se sobrepõe à lógica. Além disso, a variedade de práticas espirituais é imensa hoje; pessoas diferentes encontram a espiritualidade em lugares distintos. Muitas se alinham a uma religião organizada, acreditando em um poder superior. Outras a encontram na natureza, na música ou em outras formas de comunidades seculares.

Tornar-se mais espiritualizado parece uma tarefa assustadora e vaga, mas as pessoas têm tentado fazer isso e com sucesso por séculos. Aqui estão algumas recomendações de um dos maiores especialistas em espiritualidade, o teólogo e psicoterapeuta Thomas Moore, cujos sucessos editoriais incluem *Care of the soul, Dark nights of the soul* e *Care of the soul in* medicine (Cuidar da alma, Noites sombrias da alma e Cuidar da alma na medicina):

> Um dos maiores perigos para a saúde é viver inconscientemente, absorvendo as ideias e valores da cultura, especialmente através da mídia de massa. Dessa forma, você não está inteiramente vivo e nunca chegará a desfrutar de sua individualidade. Você poderá entrar em depressão facilmente e se sentir como um andarilho, não inteiramente certo de quem é, e do que fazer.
>
> As tradições espirituais do mundo oferecem algumas maneiras de desenvolver e intensificar sua existência espiritual. O primeiro passo que todas elas recomendam é "acordar". Quando começa a acordar para as

possibilidades de sua vida, você pode começar a se concentrar em alguns temas específicos e que manterão sua espiritualidade desperta e viva:

NATUREZA
Passar algum tempo em contato com a natureza, observando seus mistérios e curiosas formas de vitalidade, faz com que você saia de si e se conecte com a vivacidade do mundo em que habita. Essa ligação é a base da vida espiritual. Você não tem de viajar para longe, mas pode encontrar o que precisa em um parque, um jardim ou um riacho.

MEDITAÇÃO
Sua meditação não tem de ser formal ou demorada. Ande pensando, sente-se para refletir, especialmente naqueles momentos intermediários do cotidiano – esperando por um trem ou um ônibus, caminhando de um lugar para outro.

ARTE
A maioria das obras de arte tem qualidades espirituais, mesmo que apenas o ajude a contemplar coisas simples. Mas você pode procurar por uma boa arte espiritual também. Pode ter uma estátua de Buda, de Jesus, de Kwan Yin, da Virgem Maria, de espíritos africanos, de totens da América do Norte – tudo isso pode manter seu foco nos mistérios da vida.

ORAÇÃO
Um teólogo da Renascença disse, uma vez, que a religião é tão natural para o ser humano quanto é latir para um cão. Você sempre pode fazer uma silenciosa prece interior, pedindo por aquilo que deseja, elogiando o que vê, agradecendo à fonte da vida pelo que você tem.

LEITURA ESPIRITUAL
Não se trata de ler para obter informação, mas ler devagar e reflexivamente, para inspiração e contemplação. Pode ser poesia ou ficção ou escritos sobre a natureza ou ideias espirituais – leia em voz alta e ao longo do dia; depois reflita sobre o que leu. Aproprie-se de tradições não familiares e mergulhe profundamente naquela que conhece melhor. Seu espírito vai crescer como fermento e seu senso de si se expandirá.

As conexões entre a mente, o corpo e o espírito apenas começam a ser entendidas. Para aprender SEUS segredos, os pesquisadores estão superando centenas de anos de mútuo ceticismo entre a medicina ocidental e as tradições religiosas. No final, a conexão entre espiritualidade e saúde pode residir menos no que as pessoas acreditam e mais em quão fortemente acreditam. Como disse, em 1998, o médico Herbert Benson, da Faculdade de Medicina de Harvard, em uma entrevista para o *Shambhala Sun*: "Se você acredita numa pílula de açúcar, essa crença pode ajudar a sua cura. Não importa no que você acredita, se em uma religião, se em um médico, se na própria natureza. Todos nós temos uma crença em algo e temos de nos atar ao poder do corpo para curar-se com o que acreditamos, o que pode ser diferente de uma pessoa para outra".

Ciência cristã

Há poucos exemplos importantes da intersecção entre a espiritualidade e a saúde do que a Primeira Igreja de Cristo Cientista, uma denominação religiosa que promove a oração para curar males físicos, mentais e emocionais.

A igreja foi fundada em 1879 por uma mulher americana chamada Mary Baker Eddy. Vítima de uma enfermidade crônica desde a tenra infância, Mary passou grande parte de sua vida pesquisando sobre medicina homeopática e procurando por orientação espiritual na Bíblia. Depois de uma queda em uma calçada, que a deixou em uma situação crítica, ela alegou que se curou pela leitura de um relato sobre o poder curativo de Jesus. Nove anos depois da queda, ela publicou o sucesso editorial *Science and health with key to the scriptures* (Ciência e saúde com a chave para as escrituras), livro no qual explica a "ciência" que está por trás de seu método de cura religiosa.

Provavelmente, a religião é mais conhecida por sua contínua confiança na oração para curar o corpo; seus praticantes não acreditam na medicina ocidental e evitam médicos. A doutrina da igreja declara: "O tratamento da Ciência Cristã é a aplicação de princípios espirituais – quem e o que é Deus e o que isso significa para cada indivíduo – às especificidades de cada situação. Esses princípios espirituais, uma vez aplicados, têm um efeito tangível – restauram relacionamentos, bem-estar financeiro, cura física e por aí vai". Essa prática recentemente foi apresentada de maneira muito negativa na imprensa, porque foram documentados alguns casos de morte de crianças cujos pais da Ciência Cristã recusaram intervenção médica, particularmente quanto a uma menina de 11 anos, de Wisconsin, divulgado em 2008, que não recebeu cuidados para sua diabetes tratável.

Quando Mary tinha 87 anos, o jornal tabloide de Joseph Pulitzer, o *New York World*, a atacou e a seu sistema de crença, e Eddy respondeu criando o *Christian Science Monitor*, uma publicação informativa secular que visava "não prejudicar ninguém, mas abençoar toda a espécie humana". O *Monitor* chegou a ganhar dezenas de prêmios do Overseas Press Club e, ironicamente, sete prêmios Pulitzer.

SEGREDO 22

Sem estresse

SUSAN SMITH JONES

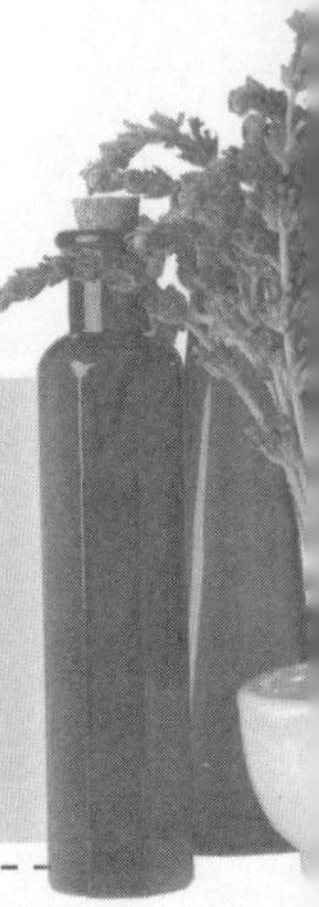

“Eu não deixo o estresse invadir a minha vida, mesmo quando ele tenta pesadamente, de fato mesmo, entrar nela”, diz Susan Smith Jones. Por exemplo, em um domingo recente, ela estava dirigindo em uma autoestrada congestionada do sul da Califórnia quando o motor de seu carro começou a emitir algumas espirais de fumaça. Como estava na faixa de maior velocidade, ela tentou se deslocar, mas não conseguiu ir além da do meio, antes que o veículo parasse, literalmente morto. Agora ela estava presa em uma rodovia sufocante, sob um calor de uns 37 graus, cercada por motoristas que gritavam e buzinavam, e vulnerável a ser atingida na traseira, o que poderia causar um grande engavetamento – até mesmo sob risco de morrer imediatamente ali mesmo.

Depois de alguns momentos de pânico, ela fez algumas respirações profundas, permitiu entregar-se a um momento de oração e se manteve serena, até que outro motorista parou e se ofereceu para ajudá-la. Ele chamou a polícia e logo o carro dela estava sendo transportado para a próxima rampa da saída. Susan um, estresse zero.

Nascida na Califórnia, com três licenciaturas na Universidade da Califórnia, Los Angeles, Susan fez carreira como liberadora de estresse. Ensinou saúde e boa forma, escreveu 20 livros (incluindo o mais recente, *The joy factor* (*O fator alegria)* e 800 artigos para revistas; tem dado palestras em todo o mundo sobre saúde holística e redução do estresse.

Sua dedicação a uma vida natural e livre de estresse começou quando ela estava na adolescência e ficou doente. Seu médico lhe prescreveu um medicamento para alergia. Mas a avó de Susan, Fritzie, que havia crescido na Dinamarca, tinha outras ideias. Ela se ofereceu para ensinar à garota remédios naturais feitos em casa e que ela mesma aprendera quando criança, praticando sempre a partir de então. Como resultado de trabalhar com Fritzie durante sete anos, como sua assistente e protegida, Susan tornou-se uma curadora holística e uma especialista em relaxamento.

Uma das lições de Fritzie era tratar do corpo com muito carinho, para oferecer apoio à sua inerente capacidade de curar-se, e a forma básica desse cuidado é administrar o estresse. "Dois terços de todas as consultas médicas se devem a problemas relacionados com o estresse", alega Susan, "e 80% a 90% de todas as enfermidades estão relacionadas ao estresse. Se você o controla, também controla sua imunidade à doença."

É o que parece. Susan nunca tomou remédios e não tem sequer aspirina em casa. Ao longo de 25 anos jamais teve um resfriado ou uma gripe.

Neuróticos morrem mais cedo

Por favor, não se estresse ou fique neurótico por causa do alerta deste livro – especialmente se for do sexo masculino. Um estudo recente de pesquisadores das universidades de Purdue e Boston, publicado na *Psychological Science*, observou mais de 1.700 homens, com idades entre 40 e 91 anos, para ver como a saúde dos homens neuróticos se comportava ao longo de trinta anos (neurótico sendo definido como alguém que se preocupa demais, facilmente cai em depressão e reage negativamente ao estresse). Os autores compararam esses homens com outros que não eram neuróticos e, no fim do estudo, descobriram que apenas metade dos homens do primeiro grupo estava viva, comparada com 75% a 85% do outro grupo. De acordo com o relatório, mesmo um pequeno aumento no nível da neurose do indivíduo, ao longo do período de estudo, resultou em uma expansão de 40% de mortes, em comparação com os menos neuróticos.

Para Susan, cuidar-se significa viver, diariamente, sem estresse. Acreditando que os primeiros 40 minutos da manhã dão o tom para o dia inteiro, ela se levanta às quatro horas da madrugada, para meditar – olhos fechados, respirando devagar e profundamente – e, sim, ao contrário de muita gente, ela acredita que despertar nesse horário é pura alegria. Depois, ela faz um suco fresco, usando produtos que vai buscar em seu próprio jardim (jardinagem é outra forma de evitar estresse), faz uma caminhada matinal pelas montanhas de Santa Mônica e toma um café da manhã *vegan* substancial. Escreve ou lê até a hora do almoço, quando come uma salada ou um sanduíche, geralmente algum tipo de comida crua ou pão de grão integral. Seja qual for a refeição, inclui brotos, os quais ela cultiva literalmente em toda a cozinha. Ao fundo, sempre deixa tocando algum tipo de música relaxante ou sons da natureza.

À tarde, Susan atende clientes em seu consultório particular. Mais tarde ela talvez encontre um amigo para um jantar tranquilo ou, quem sabe, leia. Ela se recolhe por volta das oito da noite, depois de uma sessão de meditação. "Eu creio que sempre atraímos para nós o equivalente ao que pensamos, acreditamos, sentimos, dizemos e fazemos, então continuamente eu monitoro meus pensamentos e sentimentos e me asseguro de que sempre distribuo o que desejo. Para trazer muita paz a nossas vidas, devemos optar por viver pacificamente – dia a dia. Eu me empenho, diariamente, em ter um estilo de vida pacífico e sem estresse."

Susan pensa que a atitude é o pincel da mente – colorindo a dela sem estresse.

Os fatos sobre o estresse

O estresse (assim como o consideramos atualmente) tem estado ao nosso redor por sessenta anos. No século XIX, esse conceito se referia não à psicologia humana, mas ao ato de aplicar pressão ao metal. Naquele tempo, costumava-se dizer que as pessoas que se sentiam sobrecarregadas pelos problemas da vida sofriam de uma deficiência em sua "força nervosa".

As coisas começaram a mudar em 1869, quando o neurologista de Nova York, George Beard, cunhou o termo *neurasthenia* para uma disfunção do sistema nervoso gerada por fatores estressantes, como climas severos, excesso de trabalho e aquilo que, mesmo naquele tempo, era considerado ritmo acelerado da vida moderna. Suas ideias permaneceram populares até o começo do século XX, caindo em desuso até que foram reavivadas pelo trabalho de dois homens. O primeiro era o fisiologista de Harvard, Walter B. Cannon, que, em 1929, criou a expressão *lutar ou fugir*, para o processo biológico estimulado em mamíferos quando se encontram em iminente perigo de vida. O aumento da respiração, a tensão muscular e a descarga de adrenalina aumentam nossa capacidade de lutar ou fugir de uma ameaça. Cannon concluiu que a prevalência de estressores na vida moderna era tão grande que as reações inatas do corpo humano estavam sendo continuamente estimuladas, causando mais danos em nós do que nos prevenindo de sermos devorados.

O trabalho de Cannon estava focado no efeito das violentas experiências emocionais, mas ele não chegou a desenvolver uma teoria geral sobre o estresse e seus efeitos. Essa tarefa coube ao médico e bioquímico canadense, embora nascido em Viena, Hans Selye, que nos anos 1950 usou a palavra "estresse" para significar a reação que as pessoas apresentavam a situações de alta pressão no dia a dia.

Como seu trabalho estava demorando a ser considerado pela comunidade médica, Selye publicou-o através de artigos em revistas populares, como a *Reader's Digest*. Na década de 1970, o conceito de estresse fazia parte do vocabulário moderno. Selye também divulgou a ideia de que certas pessoas eram particularmente vulneráveis ao estresse. Denominados personalidades de tipo A, são indivíduos altamente agressivos, cuja disposição faz com que sejam mais inclinados a ter ataques do coração e outras doenças.

O trabalho de Selye provocou uma imensa quantidade de pesquisas, demonstrando os efeitos do estresse sobre a saúde humana. Hoje, se você der uma olhada no *site* da empresa Amazon.com, encontrará 30 mil referências de livros. Procure "estresse e saúde" no Google e terá mais de 100 mil resultados. Universidades oferecem cursos a respeito do tema, anualmente centenas de seminários acadêmicos são apresentados sobre a questão e milhares de oficinas são oferecidos por pessoas que se definem como especialistas em estresse e gestão da saúde em todo o país.

Todas as pesquisas indicam que o estresse mata. De acordo com um estudo de 2003, da Faculdade de Medicina da Universidade do País de Gales, publicado em *Psychosomatic Medicine*, as pessoas com personalidade do tipo A são mais vulneráveis a ter ataques cardíacos que outras. "Os dados revelam que o tipo A é um forte vaticinador de quando vai ocorrer um incidente relacionado à doença cardíaca coronariana (ou evento coronário), mais do que se vai acontecer." Uma pesquisa da Universidade Duke mostrou que o estresse causa danos ao sistema imunológico e ao coração; investigadores descobriram que 27% daqueles que reagiram negativamente a testes de estresse mental mais tarde sofreram problemas cardíacos. Outros estudos sugerem que condições estressantes aumentam as chances de contrair infecções bacterianas, como a tuberculose e certas doenças estreptocócicas; você tem mais propensão a pegar um resfriado em razão de uma resposta rebaixada do sistema imunológico, urticária, síndrome do intestino irritável, diabetes e pressão alta.

O estresse, com certeza, está cobrando um preço da sociedade como um todo. Na Inglaterra, onde está se tornando a causa mais comum para dispensas no trabalho, anualmente mais de 13 milhões de jornadas são perdidas, hoje, por problemas de saúde relacionados ao estresse.

Ainda assim há quem pense que os esforços para evitar o estresse são desnecessários e que temos de manter a reação lutar ou fugir para não perdermos a capacidade de nos safar de um ônibus em movimento ou de fugir de um assaltante. Se continuarmos perdendo nossa reação ao estresse, deixaremos de ter capacidade de agir bem em situações difíceis. O estresse pode ser tanto energizador como enervador, motivando-nos a trabalhar duro e a atuar melhor. Pode, também, estimular a memória e trazer emoção à vida.

Outros vão mais longe, entendendo que o sonho de livrar nossas vidas do estresse é uma preocupação não saudável: como o editor e escritor Mick Hume disse no *The Times*, de Londres: "A deprimente obsessão com o estresse no trabalho é sintomática de uma cultura que prefere definir a condição humana pela vulnerabilidade, em vez de pela resiliência. A 'felicidade' que essa indústria do estresse pretende oferecer para nós parece ser um tipo de existência lobotomizada em uma bolha desinfetada com música ambiente suave. Alguns de nós, entretanto, preferem viver em um estado de estresse criativo, em vez de em uma serenidade idiota. Uma vida livre de estresse parece com a morte em vida".

Compartilhando o segredo

Se você acredita que sua saúde pode se beneficiar com a redução do estresse, pode encontrar uma série de alternativas, se tiver a disposição de abrir bastante a sua carteira. Loções perfumadas, velas aromáticas, livros e músicas para controlar o estresse, CDs de imagens guiadas, produtos de banho, massageadores eletrônicos, cadeiras aconchegantes, ervas, ionizadores de quartos – todos são comercializados como liberadores de tensão. Como sugere Mick Hume, esses produtos estão no centro da indústria de estresse, em franca expansão. Os americanos gastaram, em 2009, aproximadamente US$ 14 bilhões lutando contra o estresse, de acordo com a Market Data, uma elevação de US$ 3 bilhões em relação ao ano anterior.

Mas se gastar dinheiro para se livrar do estresse vai lhe causar, bem, estresse, outras soluções são grátis. Susan Smith Jones oferece sete sugestões:

1. Movimente-se. O exercício é uma das melhores maneiras de reduzir o estresse. Na Universidade do Sul da Califórnia, pesquisadores levaram pacientes a fazer vigorosas caminhadas ao longo de uma pista e perceberam que essa rotina simples reduzia o nível de tensão dos corpos deles em 20%.
2. Medite e respire profundamente. Seus primeiros 40 minutos da manhã dão o tom de seu dia. Combinada com trabalho respiratório, a meditação pode equilibrar o fluxo de hormônios do estresse.
3. Tenha uma dieta que livre seu sistema digestivo do estresse. Isso significa servir-se de sete porções de frutas e vegetais coloridos por dia.
4. Mantenha seu corpo hidratado. Precisamos garantir um constante fluxo de fluidos adequados para apoiar nossa função cerebral e nossa capacidade renal de livrar o corpo de resíduos e toxinas.
5. Durma o suficiente. Seis ou menos horas de sono à noite deixa você irritável e meio bobo. Também subtrai seu tempo de vida e engorda – é estressante!
6. Ria. A risada libera endorfinas no corpo que agem como liberadoras naturais de estresse e fazem com que o músculo cardíaco se exercite bastante.
7. Cultive uma "atitude de gratidão"; Fritzie, a avó de Susan, lhe disse para viver agradecida todos os dias – antes de tudo, apreciando a beleza da natureza: o céu, as árvores, os animais. Mantenha um vaso de flores em seu quarto, ela recomendava, para que possa vê-las antes de dormir, à noite, e que sejam as primeiras em seu campo de visão ao acordar de manhã – mesmo que seja apenas um rosa. Para manter

essa atitude constante, Fritzie também encorajou Susan a escrever, em um diário de gratidão, ao menos três coisas pelas quais estava agradecida, pouco antes de deitar e a pensar nelas enquanto pegava no sono.

Jovens estressados

De acordo com uma pesquisa de 2009 sobre estresse na América, feita pela Harris Interactive para a Associação Psicológica Americana, o estresse é a maior preocupação de saúde entre os jovens americanos que estão entre a nona e a décima segunda séries. O estudo sugeriu que o estresse teria sérias implicações de saúde a longo prazo se os adolescentes não aprendessem a administrá-lo precocemente.

Seus pais, entretanto, não consideraram isso um problema. Os jovens, ao contrário dos pais, disseram que seu estresse havia aumentado em relação ao ano anterior. Cerca da metade daqueles com idade entre 13 e 17 anos declararam que estavam mais preocupados nesse ano do que no passado, mas só 28% dos pais acreditavam que o estresse dos filhos aumentara.

SEGREDO 23

Alongamento

DOUTOR ROBERT FULFORD

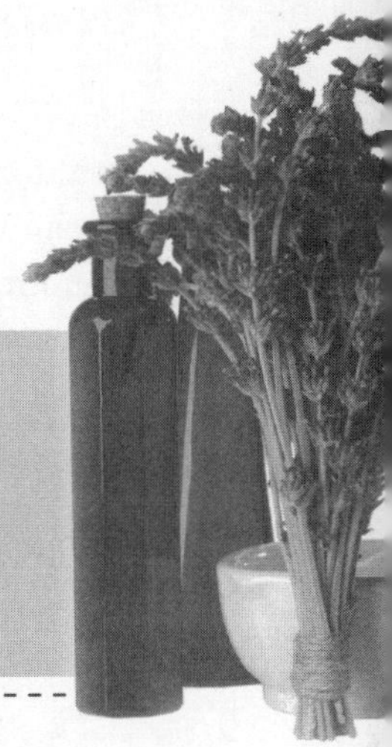

Em seu livro de maior sucesso editorial, *Spontaneous healing* (Cura Espontânea), o doutor Andrew Weil dedica um capítulo a seu mentor, o doutor Robert Fulford. Weil, médico formado da maneira tradicional e um dos mais renomados especialistas globais em medicina alternativa, passou anos procurando pelo maior curador do mundo – viajou pelos cinco continentes, do Himalaia à Amazônia. E se surpreendeu quando em sua busca descobriu o doutor Fulford, então octogenário, perto de sua própria casa no Arizona.

Fulford, médico e doutor em osteopatia, estava interessado em muitas e diferentes terapias médicas. Sempre que encontrava algo eficaz, tratava de adicioná-lo aos tratamentos que oferecia em sua prática, sem se importar com o que os outros pensavam a respeito. Talvez em razão de sua abordagem eclética, o doutor Fulford tornou-se internacionalmente famoso por sua capacidade de curar pessoas de quem os médicos convencionais haviam desistido. O livro do doutor Weil analisa alguns desses casos, levando-o a escrever: "A medicina que eu vi o doutor Fulford praticar foi o tipo de medicina pela qual eu procurei durante meus anos de formação clínica e de peregrinação".

Fulford passou toda a sua vida adulta procurando por novas formas de curar pessoas. Ele lembrava que quando começou a se interessar por tratamentos alternativos, nas décadas de 1930 e 1940, outros médicos andaram por seu consultório, zombando, fazendo sons de pato: "Quack, quack"! Sentindo-se magoado, ele perseverou, adotando todas as teorias que considerou capazes de serem úteis, de acupressura à medicina energética.

A procura por novas ideias baseou-se nos cinco princípios básicos de saúde do doutor Fulford:

1. O corpo quer ser saudável.
2. A cura é um poder natural.
3. O corpo é um conjunto integrado e todas as suas partes são conectadas.
4. A mente e o corpo são uma unidade.
5. As crenças dos praticantes influenciam fortemente os poderes de cura dos pacientes.

O doutor Fulford acreditava que o caminho mais seguro para a saúde era estimular a força vital existente dentro de todos nós, a força que pode ser anulada por qualquer coisa, do trauma à doença ou a maus hábitos respiratórios. A melhor forma de estimular essa força, ele afirmava, era procurar um médico como ele, capaz de, entre outras coisas, manipular o corpo do paciente com suas mãos, para melhorar o fluxo de energia.

Mesmo durante seus 90 anos, o doutor Fulford vasculhava a literatura médica, atualizando seu conhecimento básico, e continuava a atender pacientes. Só fez uma concessão à idade, a de que poderia curar apenas crianças; considerava extenuante trabalhar com adultos, cujos níveis de energia ele considerava esmagadores demais para corrigir.

Raramente enfermo, ao longo de toda a sua vida, o doutor Fulford era mais saudável do que a maioria das pessoas com metade de sua idade. Uma das razões, ele afirmava, era uma sequência de exercícios que ele desenvolvera com seu colega osteopata, o doutor Richard Koss. Na falta de um tratamento osteopático manual direto, ele acreditava que esses exercícios eram a chave para permanecer saudável.

Os fatos sobre o alongamento

Não há nenhuma evidência médica para servir de apoio às afirmações do doutor Fulford sobre seus exercícios. Jamais foram realizados estudos controlados examinando os benefícios de saúde que poderiam proporcionar, embora haja provas suficientes de que o alongamento em si pode ser bom para os músculos e também para aliviar a tensão. A partir da perspectiva dos casos relatados, entretanto, há muita evidência. O doutor Fulford recomendou esses exercícios a seus pacientes por mais de 25 anos e observou excelentes resultados. Pessoalmente, ele também fez isso e raramente, senão jamais, ficou doente, a não ser algumas semanas antes de sua morte, por causas naturais, aos 92 anos de idade.

Eu conheci o doutor Fulford quando, aos 85 anos, decidiu escrever um livro e me pediu para colaborar com ele. A obra, *Dr. Fulford's touch of life* (O toque de vida do doutor Fulford), foi publicada em 1996. Quando eu estava trabalhando com ele em sua casa rural de Ohio (ele havia mudado do Arizona para seu estado de origem muito tarde na vida), jovens pacientes chegavam de todos os cantos do país, com pais que o temiam, mas ao mesmo tempo depositavam suas esperanças nele.

"Vê aquela mulher jovem?", ele me perguntou uma vez. "Seus médicos achavam que não podiam ajudá-la, então me pediram para assumir. Seis meses depois ela está passando muito bem."

Em outro momento, um jovem casal me chamou de lado para explicar que seu médico lhes havia dito que seu filho sentiria dor pelo resto da vida, em razão de severas lesões que sofrera em um acidente de automóvel. Três meses depois de ser atendido pelo doutor Fulford, ele não sentia mais dor. "Não entendemos o que está acontecendo", o casal me contou, "mas não tem importância. Está dando certo."

Como escreveu o doutor Weil, "o doutor Fulford não teve sucesso com todo mundo, mas teve uma porcentagem maior de resultados positivos do que qualquer outro médico que eu conheci".

Os resfriados são nossos amigos?

A maior parte deste livro oferece sugestões para evitar doenças. Sempre como alguém que vai contra a corrente, o doutor Fulford tinha uma visão diferente: ele acreditava que um resfriado ocasional poderia ser benéfico. Um resfriado, ele dizia, permite ao corpo expelir todo o tipo de substâncias nocivas das quais ele não poderia se livrar sozinho. De acordo com esse ponto de vista, o muco das tosses e espirros é como a violenta descarga de um esgoto, ajudando a lavar os detritos que nossos corpos não têm outra forma de eliminar.

A febre também tem suas vantagens, de acordo com o doutor Fulford, que desencoraja os pacientes a tomar remédios para abaixá-la. Ele foi ensinado a acreditar no oposto – que devemos "estimular o organismo a reagir a qualquer coisas que esteja tentando se manifestar através do desenvolvimento da febre".

A filosofia sobre a febre, de Fulford, tem bases científicas. O corpo continuamente queima resíduos sob a forma de células que estão morrendo constantemente e sendo substituídas por novas. Se essas células novas não forem capazes de sair do corpo de maneira consistente, vão se acumular em larga escala. Uma febre pode ser o jeito de o corpo incinerar as células mortas, restaurando o processo de eliminação.

Assim, é possível que a febre seja exatamente o que o seu corpo precisa – a menos que a temperatura exceda os 40ºC. Nesse caso, o corpo está enviando um sinal de perigo e que requer tratamento via medicina convencional.

Compartilhando o segredo

Os exercícios do doutor Fulford foram concebidos para pessoas de todas as idades e podem ser feitos em casa ou no escritório, desde que haja uma cadeira e uma parede.

EXERCÍCIO 1

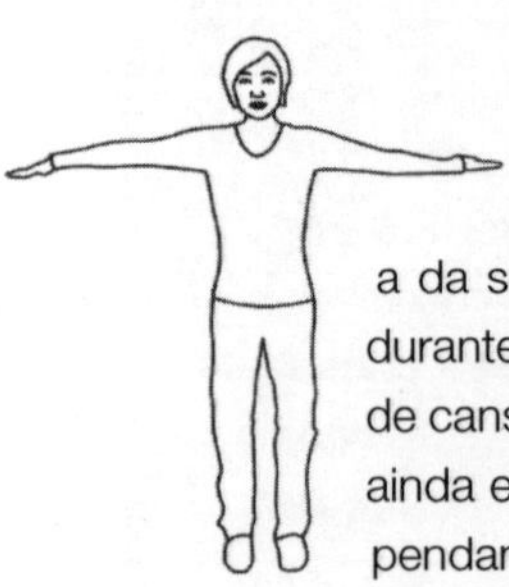

Permaneça em pé, com seus pés separados no espaço correspondente à largura de seus ombros. Abra os braços, lateralmente, levantando-os até a altura de seus ombros. A palma de sua mão esquerda deve estar virada para cima e a da sua mão direita, para baixo. Tente permanecer nesta posição durante dez minutos. Quando chegar ao ponto em que, por excesso de cansaço, não conseguir mais manter os braços assim, levante-os, ainda esticados, lentamente acima de sua cabeça, sem permitir que pendam para frente. Depois, abaixe-os.

Se esse exercício for muito extenuante, tente fazê-lo sentado em um sofá.

EXERCÍCIO 2

Sentado, inspire e expire rapidamente, imitando o movimento de um pistão de automóvel. Segure o fôlego e solte-o imediatamente. Depressa, inspire e expire, continuando assim, inspirando e expirando, para dentro e para fora. Comece com dez respirações de pistão e, à medida que o exercício for ficando mais fácil, aumente a quantidade para 20, depois 40, 60 e assim por diante, até cem respirações.

EXERCÍCIO 3

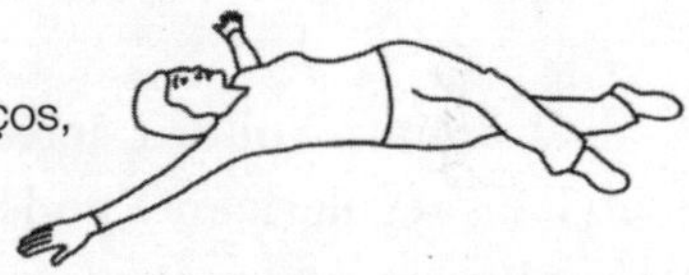

Deite no chão, de costas, e estenda os braços, cada um para um lado, a palma da mão esquerda voltada para cima e a da direita para baixo. Cruze uma perna sobre a outra e transfira o peso para o lado oposto do corpo. Deixe a perna descansar onde se sinta mais confortável, sem levantar o joelho para um nível acima da cabeça. Permaneça na posição por cinco minutos. Repita o exercício usando a outra perna.

EXERCÍCIO 4

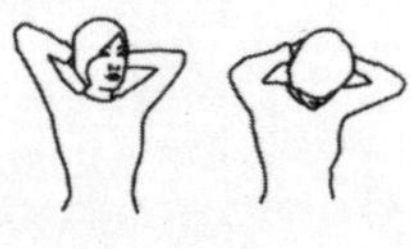

Este movimento é excelente para quem está com torcicolo. Coloque as mãos atrás da cabeça e, mantendo a cabeça absolutamente reta, pressione – ao mesmo tempo – a cabeça com as mãos e as mãos com a cabeça. Então, empurre a cabeça para frente com as mãos e use a própria cabeça para resistir à pressão. É um exercício que alonga os músculos da área do pescoço, liberando a circulação e estimulando o cérebro. Repita-o cinco vezes, mantendo o alongamento por alguns segundos a cada vez.

EXERCÍCIO 5

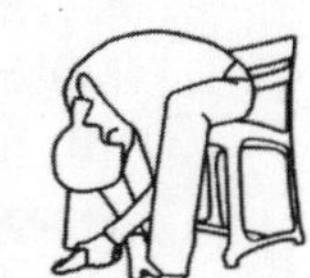

Este alongamento mantém a região lombar flexível. Sente-se ereto em uma cadeira, com as coxas paralelas ao chão, em relação ao qual a parte inferior de sua perna ficará perpendicular. Curve-se, colocando os cotovelos na parte interna dos joelhos; em seguida dobre os quatro dedos de cada mão sob os respectivos arcos de cada pé, mantendo os polegares sobre a parte superior de cada pé. Deixe que sua coluna se alongue completamente nesta posição. Mantenha a postura por cinco minutos.

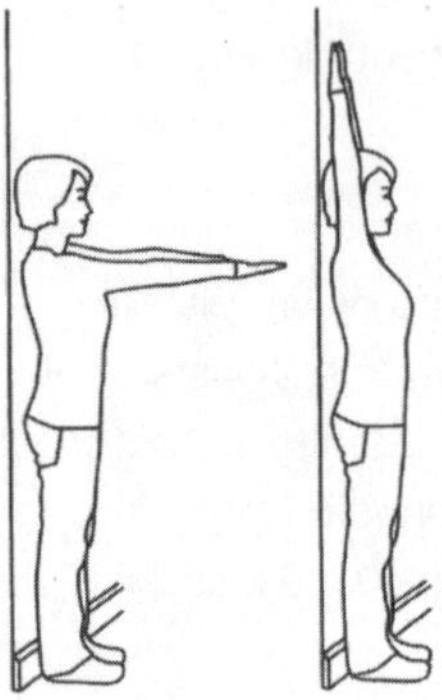

EXERCÍCIO 6

Fique em pé, com as costas contra a parede, tocando nela com os calcanhares, a parte inferior das costas, os ombros e a parte de trás de sua cabeça. Agora, eleve os braços esticados para a frente, fazendo com que os polegares se toquem. Lentamente os braços acima da cabeça, até que alcancem a parede. Em seguida, abaixe os braços, deixando que pendam para os lados. Faça isso três vezes uma vez ao dia.

O doutor Fulford acreditava que os pacientes que fizessem esses exercícios regularmente poderiam evitar doenças e permitir que a energia fluísse livremente por seus corpos. Todos são benéficos, mas o doutor recomendava que se você estiver sem tempo, os mais importantes são os de número 5 e 6.

Osteopatia

No final do século XIX, Andrew Taylor Still era um homem atormentado. Com uma licenciatura em medicina, havia visto os horrores da Guerra Civil Americana, além de ter perdido três de seus filhos em consequência da meningite. Essas e outras experiências levaram-no a duvidar das teorias médicas em evidência. Reagiu, então, criando seu próprio sistema médico, denominado osteopatia. Enfatizando uma abordagem da medicina para a "pessoa como um todo", ele se concentrou especialmente no conjunto musculoesquelético. Fundou, ainda, a Escola Americana de Osteopatia, em Kirksville, no Missouri, em 1892; a disciplina foi ganhando espaço até englobar 20 estabelecimentos de ensino, com aproximadamente 44 mil praticantes na América, e vem expandindo sua popularidade pelo mundo inteiro. Os doutores em osteopatia (DOs) têm total direito de praticar sua especialidade em 44 países, da Finlândia à Argentina. A Grã-Bretanha, onde os DOs recentemente conquistaram o pleno direito à prática, tem agora 4 mil deles. Tenha cuidado, porém – a osteopatia é praticada de maneira diferente nos vários países.

Os DOs acreditam que o corpo tem uma habilidade inata de curar-se e que seu trabalho é incentivar essa capacidade. Sua abordagem de cura enfatiza o tratamento do corpo como um sistema integral, em vez de lutar contra sintomas isolados – daí a ênfase no sistema musculoesquelético. Constituindo-se de dois terços da massa corporal, os ossos e músculos desempenham um papel fundamental no bem-estar geral. De acordo com os DOs, assegurar que os ossos, músculos e nervos funcionem adequadamente propicia a boa saúde do resto do corpo.

Na América, os DOs também praticam a medicina osteopática manipulativa, uma forma de fisioterapia dedicada a melhorar a função do sistema musculoesquelético. Embora já tenha sido provado que se trata de um tratamento efetivo para as dores na parte inferior das costas e na espinha, em numerosos estudos, as provas científicas de sua eficácia em outras áreas ainda são escassas. "Eu tenho de admitir francamente que quando você sai da questão dos problemas lombares e começa a procurar por eficácia em coisas como a asma, por exemplo, os dados ainda não são sólidos", disse o doutor Douglas Wood, ex-presidente da Associação Americana de Faculdades de Medicina Osteopática em uma entrevista para o *The New York Times*.

Entretanto, como muitos DOs também são licenciados como alopáticos, ou formados na medicina ocidental, eles usam a osteopatia como uma forma complementar de tratamento. Por essa razão, os osteopatas, que durante a maior parte do século XX eram tratados como cidadãos de segunda classe pelos alopatas, agora trabalham lado a lado com seus colegas em hospitais e clínicas.

SEGREDO 24

Vitamina C

SUSAN RENNAU

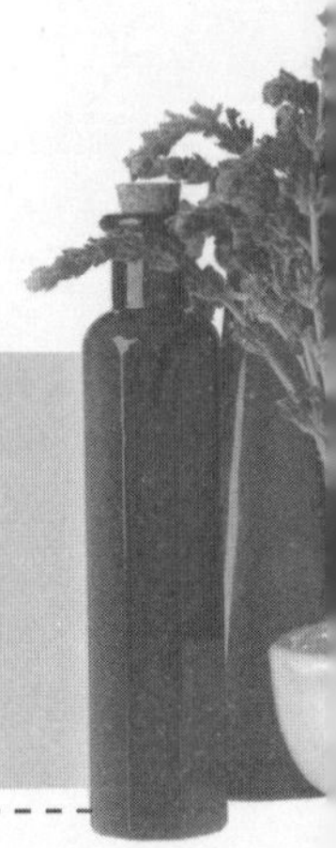

Lá no passado, durante os anos 1960, muitos adolescentes estavam ouvindo Pink Floyd, Rolling Stones e Jimi Hendrix, mas não escutavam seus pais. Susan Rennau, agora com 58 anos, cresceu em um subúrbio de Nova York, cheio de protestos contra o racismo, marchas a favor de Robert F. Kennedy e vigílias por Martin Luther King. "Não era legal gostar dos pais. Mas, ao contrário de muitos de minha geração, eu tive uma base muito amorosa."

Mesmo assim, havia alguns momentos difíceis em sua vida doméstica, entre os quais o pior era o fato de seus pais insistirem para que ela frequentasse uma escola católica na cidade vizinha de New Rochelle. "Eu os atormentei até que desistiram e me deixaram ir para uma escola pública." Seus pais eram muito católicos; Susan, "muito agnóstica". Mas sempre houve uma ligação entre mãe e filha. "O que mamãe faria?", tem sido o mantra de sua vida.

Susan cursou a faculdade em New England e depois se dirigiu a Utah para esquiar, achando que ia ficar apenas por uma estação. Jamais foi embora. Decidiu, entretanto, que precisava ter um trabalho de verdade e tratou de conseguir um segundo diploma, agora em enfermagem, pela Universidade de Utah. Casou-se, teve duas filhas gêmeas, divorciou-se e passou a trabalhar em vários lugares, para depois assumir a coordenação da enfermagem de um ambulatório. Atualmente, ela acompanha a sedação consciente de pacientes de gastroenterologia. "Se você vai se submeter a um procedimento no trato digestivo, eu lhe darei a medicação capaz de mantê-lo confortável."

A própria Susan foi uma paciente comum, adoecendo uma ou duas vezes ao ano. Então, em 2006, sua mãe morreu de câncer do pulmão, quando tinha 86 anos. Susan voltou para casa mais uma vez, para ver os pertences de sua mãe. Entre eles, encontrou um enorme frasco de comprimidos de vitamina C, os quais sua mãe havia tomado religiosamente.

Depois de levar o recipiente consigo, quando voltou para Utah, Susan também começou a tomar as pílulas. Um dia, quase um ano depois, ela percebeu que desde aquele momento não adoecera mais. Então decidiu comprar seu próprio frasco e continuou a consumir suplementos de vitamina C – permanecendo saudável.

Na primavera de 2009, a gripe A assolou o lugar onde ela trabalhava. Em uma semana, sete membros da equipe ficaram doentes. Susan permaneceu saudável, apesar de ter sido exposta a colegas e pacientes.

"Não se trata apenas de vitamina C. Eu também tenho um estilo de vida saudável: nutrição, exercício e temperança. Mas consegui superar o resfriado e a infecção de garganta, males que costumavam me assaltar uma ou duas vezes ao ano. Desde que comecei a tomar vitamina C, houve umas três ou quatro vezes em que comecei a ter dor de garganta, mas então a coisa desapareceu. E os últimos quatro anos foram muito estressantes para mim – resolvi me divorciar, minhas filhas saíram de casa para fazer faculdade e minha mãe morreu. Creditei a saúde a minhas vitaminas, o presente que minha mãe me deu. Bela herança."

Suas filhas, entretanto, não tomam a vitamina. "Talvez em quarenta anos", Susan diz, "eu encontre um grande frasco de vitamina C no armário de medicamentos."

> **"Há mais vitamina C em sementes de girassol do que em qualquer outra coisa... e você tem de consumir um bocado dessa vitamina para seguir adiante. Eu como um monte dessas sementes e ainda uso seu óleo nas saladas. Também bebo chá de bagas de roseira, pois contém muita vitamina C."**
>
> ENOS SLAUGHTER, JOGADOR AMERICANO DE BEISEBOL

Os fatos sobre a vitamina C

Em 2003, o Instituto Nacional de Saúde dos Estados Unidos designou o Instituto Linus Pauling (ILP) como centro de excelência no campo da medicina alternativa e complementar.

(Há apenas alguns desses centros no país.) O instituto estuda e publica informações sobre uma grande variedade de micronutrientes, daqueles encontrados nos brócolis e no alho às vitaminas e suplementos minerais. Seminários no ILP mencionam discussões sobre os efeitos do alho, do brócolis e das vitaminas D e E na saúde. Entretanto, a vitamina estelar no ILP é justamente aquela que o ganhador do Prêmio Nobel, o químico Linus Pauling, em pessoa, tomava todos os dias, em quantidades mais de 30 vezes superiores às recomendadas nos Estados Unidos, a vitamina C.

C VERSUS D

Quando se trata de resfriados, a vitamina C fica sob os holofotes. Mas um novo estudo com quase 20 mil pessoas sugere, também, o papel da vitamina D na prevenção desse problema: aqueles com níveis mais baixos desse nutriente estavam mais expostos do que aqueles que tinham uma quantidade adequada dele. De acordo com pesquisa publicada nos *Archives of Internal Medicine*, as pessoas com grande deficiência de vitamina D estavam 36% mais inclinadas a sofrer infecções respiratórias do que aquelas que apresentavam níveis mais altos.

Uma vez que muitos estudos indicaram que a maioria das pessoas que vivem ao norte dos 40 graus de latitude é carente de vitamina D, faz sentido uma suplementação. Até recentemente, 1.000 UI (Unidades Internacionais) eram consideradas satisfatórias, mas alguns especialistas agora estão sugerindo uma dosagem maior, superior a 2.000 UI ou até mesmo mais.

Por outro lado, se você vive em um clima onde a luz solar é abundante, uns 20 minutos de caminhada sob o sol, algumas vezes por semana, provavelmente permitirão ao organismo produzir vitamina D suficiente. Ao contrário de outras vitaminas, a D não tem de ser obtida através da comida: a melhor fonte é a exposição ao sol.

Poucos alimentos oferecem vitamina D, mas aqueles que o fazem incluem peixes gordurosos como o salmão e a cavala, os ovos, o leite fortificado e os cereais. Uma excelente fonte é uma colher de puro (não refinado) óleo de fígado de bacalhau – sua avó sabia melhor do que ninguém.

Pauling ajudou a popularizar a medicina ortomolecular (um termo que ele cunhou), em 1970, o ano em que publicou seu livro mais influente, *Vitamin C and the common cold* (A vitamina C e o resfriado comum). Antes, as pessoas pensavam na vitamina C como algo que você tinha de ter em quantidade suficiente, como o cálcio e o ferro, para prevenir uma doença de nome esquisito, chamada escorbuto.

Já que quase a maioria de todos nós tem vitamina C suficiente em nossa dieta, evitar o escorbuto não é o foco dos defensores dessa substância. Ao contrário, Pauling e todos aqueles que aconselham a vitamina C fazem duas recomendações fundamentais. A primeira é que para ter uma ótima saúde é preciso tomar, diariamente, uma megadose desse suplemento. A segunda é que uma megadose no começo da infecção ajuda a reduzir a intensidade da doença. Para um resfriado leve, o médico Robert F. Cathcart, defensor da vitamina C, recomenda tomar de 30 a 60 gramas a cada 24 horas – isso equivale a chupar mais de 700 laranjas em um só dia.

E, embora os benefícios dessa vitamina estejam ligados, com mais frequência, ao combate do resfriado comum, defensores como Cathcart e Pauling recomendavam megadoses para doenças que vão de infecções e problemas cardíacos a câncer. O sistema de Cathcart indica como dose necessária para combater a mononucleose, por exemplo, 200 gramas ou mais, a cada período de 24 horas.

Por que a vitamina C?

A vitamina C age como um catalisador no organismo, facilitando e induzindo muitas reações químicas necessárias. Também ajuda a desintoxicar os resíduos naturais resultantes do metabolismo celular e atua como um antioxidante. Dessa forma, a vitamina se comporta como um lar adotivo para elétrons rebeldes (radicais livres) eliminados durante a atividade molecular de rotina. Sem antioxidantes, esses elétrons ficariam flutuando livremente em suas células, gerando confusão na tentativa de juntar-se às moléculas próximas. A vitamina C os acolhe em sua própria molécula, abrigando-os de maneira segura.

Como explica um estudo de 2003, publicado pelo *Journal of the American College of Nutrition*, "os seres humanos têm de ingerir vitamina C para garantir sua própria sobrevivência. O suplemento é um doador de elétrons e isso conta para todas as suas funções conhecidas". Além da mera sobrevivência, o mesmo trabalho sugere a possibilidade de antioxidantes como a vitamina C ajudarem a prevenir "doenças como a aterosclerose e o câncer, que talvez sejam provenientes, em parte, dos danos oxidantes aos tecidos". Mas o estudo não chega a prescrever a vitamina C para evitar o câncer. Reconhece que "dietas ricas em frutas e vegetais estão associadas à redução do risco de doença cardiovascular e câncer. Não se sabe se a vitamina C contribui para esses benefícios".

Em outras palavras, pode ser que o benefício derive da laranja, em si, e não da vitamina C. Comer frutas e vegetais ricos neste nutriente, como laranja e brócolis, é indubitavelmente bom para você. O que ainda não está claro é se a suplementação de vitamina C – tomada como comprimido, líquido injetável ou sob outras formas – é igualmente efetiva.

Alguns estudos recentes sobre a vitamina sugerem que talvez seja, sim. Em 2008, universidades da Inglaterra e de Portugal mostraram que o complemento pode reparar o corpo em um nível submolecular. E um trabalho de 2008, da Universidade da Califórnia, Berkeley, encontrou uma conexão entre doses suplementares de vitamina C e uma substância chamada proteína C reativa (PCR), que é encontrada em níveis mais elevados nas pessoas que estão sob risco de doença cardíaca. Estudos revelaram que dois meses de megadoses de vitamina C reduzem os níveis de PCR em pessoas que apresentaram esses níveis elevados.

Essas informações indicam que tomar suplementos de vitamina C provavelmente seja importante para manter a saúde e oferecem uma base para apoiar as alegações de que doses diárias de vitamina C reduzem o risco de contrair uma grave enfermidade.

Mas e quanto à segunda alegação – de suas supostas qualidades para curar rapidamente o resfriado comum? Nesse caso, os dados são menos favoráveis.

Em 2001, uma equipe australiana comprometeu-se a tornar-se uma referência em testes clínicos, realizando um estudo duplo-cego, aleatório e de longo prazo sobre a vitamina C e os resfriados. Durante dezoito meses, 400 adultos foram instruídos a tomar megadoses de suplementos de vitamina C, ao primeiro sinal de um resfriado e a continuar fazendo isso por mais dois dias. O resultado? Inconclusivo.

E, em 2007, três cientistas finlandeses levaram a investigação mais adiante, fazendo um metaestudo de pesquisa sobre vitamina C e resfriados. Seu relatório afirma claramente: em "pessoas comuns" a vitamina C não previne resfriados, embora possa reduzir a sua duração. Por pessoas comuns, os cientistas se referem a todas aquelas que não sejam esquiadores, soldados ou corredores de maratona, porque os dados para essas pessoas realmente mostraram uma ligação óbvia, mas inexplicável, entre vitamina C suplementar e prevenção do resfriado.

A capacidade de a vitamina C prevenir resfriados pode ser questionada, e mesmo Pauling admitia que pode não ser uma substância miraculosa, por si só, mas um componente natural de determinados produtos – de frutas como a laranja a vegetais do tipo do brócolis – e que são ingredientes vitais de comidas miraculosas.

Escorbuto

A vitamina C é um caso raro em que um composto é nomeado antes da doença que ele cura. O nome químico da vitamina C, ácido ascórbico, deriva da palavra latina para escorbuto: *scorbutus*. O escorbuto é causado por deficiência desta vitamina, algo que, se não for tratado, leva à formação de manchas na pele (principalmente nas pernas), gengivas esponjosas, sangramento das mucosas e perda de dentes. Em um estágio avançado, pode ser fatal.

O fato de que o escorbuto poderia ser prevenido pela ingestão de frutas cítricas foi comprovado cientificamente, pela primeira vez, por um médico da Marinha Real Britânica, no século XVIII (embora essa relação já vinha sendo aventada há muito tempo), e, em 1795, os ingleses começaram a dar suco de limão a seus marinheiros. Os navios britânicos, entretanto, frequentemente também armazenavam recipientes de chucrute (repolho fermentado), devido ao fato de esse alimento manter suas características sem refrigeração. O capitão James Cook certa vez solicitou 11 toneladas de chucrute para uma viagem com dois navios.

Compartilhando o segredo

Como se pode notar, poucas pessoas têm de se preocupar com o fato de consumir a dose diária recomendada (DDR) pelo Instituto Nacional de Saúde dos Estados Unidos de vitamina C: 60 milligramas, e que se pode encontrar em uma simples laranja ou meio copo de suco dessa fruta. Quase todas as pessoas na América alcançam esse padrão, porque muitos alimentos são fortalecidos com minerais e vitaminas, incluindo a C. Por exemplo, uma tigela de cereal com leite desnatado contém algo entre um quarto e um terço da dose indicada. Outras surpreendentemente altas fontes de vitamina C são a batata, o alho, o aspargo e a pimenta.

Como acontece com todos os nutrientes, alimentos naturais e grãos integrais são fontes mais saudáveis do que suas contrapartidas industrializadas. Melhor uma batata cozida do que uma batata *chips*; melhor uma laranja do que seu suco. E quanto mais fresca, melhor. A vitamina C encontrada em uma maçã – cerca de 20 a 30 miligramas – pode perder a maior parte ou toda a sua potência depois de permanecer armazenada, sob refrigeração, durante três meses.

Se você consegue obter facilmente 60 miligramas de vitamina C em sua dieta, é importante manter essa ingestão todos os dias. A vitamina C é solúvel na água, o que significa que é expelida do corpo quando urinamos. O organismo não pode armazená-la, mesmo que você ingira um excedente. O Instituto Linus Pauling acredita, entretanto, que a DDR de vitamina C é muito baixa, recomendando megadoses de centenas, milhares e até dezenas de milhares de miligramas por dia. Para obter esse valor, você teria de tomar suplementos.

As formas mais comuns de suplementos de vitamina C são as pílulas específicas ou os multivitamínicos. Uma pílula de vitamina C pode conter até 1.000 miligramas, ou seja, cerca de 16 vezes a DDR. Em contrapartida, a maioria dos multivitamínicos tem menos, embora normalmente ofereçam ao menos 100% da DDR para a vitamina C, além de uma dúzia ou mais de vitaminas e minerais.

Ainda é incerta a capacidade de o corpo absorver ou não nutrientes de uma pílula de forma tão eficiente como acontece com os alimentos naturais. Alguns médicos sugerem que apenas alguns seletos nutrientes podem ser bem absorvidos de um comprimido; outros até chegam a duvidar que algum possa. Para ter certeza, deixe a pílula para lá e se concentre em fontes alimentícias.

Zinco

O zinco é um oligoelemento essencial – plantas e animais precisam dele para sobreviver. Em seres humanos, o zinco aparece em quase uma centena de enzimas que mantêm nosso corpo funcionando. Se não tivermos o suficiente, nossas feridas não cicatrizarão rapidamente, perderemos nosso paladar e nosso sistema imunológico vai sofrer. Em casos extremos, comuns em países em desenvolvimento, as pessoas sofrem de perda de apetite, lesões na pele, crescimento retardado e diarreia.

Nas últimas duas décadas, entretanto, o zinco é mais conhecido por disputar, com a vitamina C, o título de a melhor panaceia para resfriados.

Mesmo assim, embora centenas de estudos tenham sido publicados – examinando o poder do zinco para reforçar o sistema imunológico contra resfriados –, não se chegou a conclusões definitivas. Um estudo de 2000, com 500 pessoas, revelou um benefício "modesto", enquanto uma análise, de 2007, a respeito de 14 estudos anteriores concluiu que a eficácia de comprimidos de zinco "ainda tem de ser estabelecida".

Entretanto, se você tiver um resfriado, o zinco pode reduzir a sua duração. Em um famoso estudo de 1990, da Clínica Cleveland, uma centena de pacientes tomou pílulas de gluconato de zinco, a cada duas horas, ao longo de 24 horas enquanto permaneciam acordadas, depois de contrair um resfriado, até que os sintomas desapareceram. Os resultados: um significativo declínio na duração dos sintomas (4,4 dias *versus* 7,6 dias) em pacientes que consumiram comprimidos de zinco, comparados àqueles a quem foi dado um placebo.

Reconfigurando o assunto, existe a revelação de que depois de esses dados terem sido compilados, mas antes de o estudo ser publicado, um dos pesquisadores comprou ações de uma companhia que vendia comprimidos de zinco – as ações subiram substancialmente quando os resultados do trabalho se tornaram públicos.

SEGREDO 25

Ioga

FELICE RHIANNON

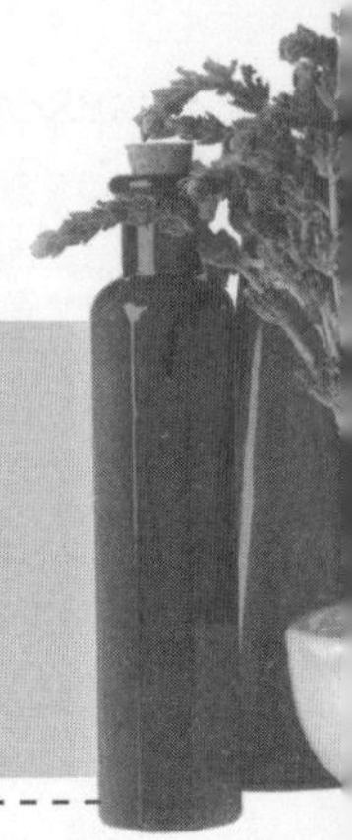

Felice Rhiannon sempre foi, em suas próprias palavras, peripatética, vivendo ao redor do mundo: Taiwan, Califórnia, Massachusetts e, atualmente, Londres. Mais do que onde viveu, ela foi influenciada pelos tempos, particularmente pela espiritualidade que prevaleceu dos anos 1960. O interesse de Felice de ser uma "*hippie* espiritual" não agradou à sua mãe, que achou aquilo incompreensível; como consequência, a relação delas foi afetada.

Entretanto, a Felice de 63 anos continuou sua procura, que a levou, em seus 40, a ter aulas de ioga. Quando ela chegou ao estúdio, percebeu que era a aluna mais velha e aquele momento embaraçoso fez com que ela tivesse uma revelação: levaria a ioga a pessoas que, como ela, pensavam ser muito idosas para isso. Hoje ela é professora em tempo integral da matéria para estudantes que de outra forma poderiam se sentir intimidados ou simplesmente desconfortáveis em uma aula convencional de ioga. As aulas de Felice são ministradas em um ritmo mais lento, com instruções cuidadosamente articuladas, maior tempo de descanso e ênfase nas posições menos difíceis fisicamente.

Felice credita à ioga o fato de ela mesma não ter doenças. Sua única enfermidade grave aconteceu quando vivia no sul da Califórnia: anemia hemolítica, uma doença genética do sangue, caracterizada pela falta de células sanguíneas vermelhas. Ela se submeteu a um tratamento e se recuperou, graças a seu organismo saudável. Exceto por esse episódio, quando gripes e resfriados assolam Los Angeles com os ventos de Santa Ana, ela raramente sucumbe – por causa, diz, do estado de relaxamento induzido pela ioga.

"Tradicionalmente, as posições de ioga eram ensinadas com o objetivo de preparar o corpo para a meditação. O que agora chamamos de ioga foi, de fato, desenvolvido nos últimos cem anos. Antes, quando você dizia que praticava ioga, isso significava que você meditava."

Afinal de contas, para se sentar confortavelmente em uma postura de meditação, "independentemente de qual for a sua idade", ela diz", "você precisa de um corpo capaz de apoiar essa meditação, e que não distraia você mentalmente de sua prática, forçando-o a se concentrar em doenças sem gravidade. Você quer que sua mente focalize o que está acontecendo exatamente naquele momento, não na lista de compras, em como ficar bonita ou no galã que está no colchonete a seu lado".

Foi a ioga que ajudou Felice a lidar com sua crise mais recente – a morte de sua mãe. A despeito de suas diferenças ao longo da vida, Felice ajudou a cuidar de sua mãe de 96 anos, durante os últimos oito, em um nível ao mesmo tempo íntimo e prático. Ela supervisionou o tratamento e sentou ao lado da mãe enquanto esta definhava, ajeitando o seu corpo quando estava desconfortável, dando-lhe remédios, ajudando como pudesse. Durante esse período difícil, Felice se acalmou com ioga e meditação. "Se não fosse por minha prática espiritual, eu não poderia ter feito o que fiz e, certamente, não teria paz interior."

> **"Cada ser humano é o autor de sua própria saúde ou doença."**
>
> BUDA

Os fatos sobre a ioga

Há duas gerações, ioga era uma prática oriental misteriosa sobre a qual poucos americanos sabiam alguma coisa. Hoje é tão comum que os ônibus de aeroportos, em cidades como Cleveland ou Houston, oferecem ioga de graça a bordo para ajudar passageiros aflitos a relaxar. Cinquenta milhões de americanos agora dizem que incluem alguma forma de ioga em seu regime de boa forma, e cerca de 75% de todos os clubes americanos de saúde oferecem aulas de ioga.

Mas muito antes de haver atrasos nas companhias aéreas e luxuosas academias em cada esquina, já havia a ioga – o sistema de exercício meditativo criado para melhorar o bem-estar geral. O termo, que deriva de uma palavra em sânscrito, significando "unir-se ou juntar-se", se refere à unidade do corpo, mente e espírito alcançada em uma prática de ioga bem-sucedida.

Como a técnica foi transmitida oralmente dos mestres para os alunos, o começo exato da ioga é desconhecido, mas acredita-se que foi criada há mais de 5 mil anos, no norte da Índia. Os *sutras da ioga*, um dos mais antigos textos a respeito (datado de cerca do ano 1 da era cristã), tentam organizar as diversas práticas anteriores em um sistema baseado em oito doutrinas ou "membros". Destes, o terceiro, quarto e quinto evoluíram para se constituir na moderna ioga ocidental: *asana*, ou exercícios físicos, *pranayama*, as técnicas de respiração, e *pratvahara*, ou meditação (literalmente "recuperação").

A ioga passou a ser conhecida na América no final do século XIX, quando um mestre chamado Swami Vivekananda a popularizou nos países do Ocidente. Entretanto, saudações ao Sol e posições de lótus permaneceram como curiosidades até os anos 1960, quando a espiritualidade oriental entrou em voga, particularmente entre os jovens. De repente, aulas de ioga eram oferecidas em *shopping centers* e estabelecimentos da Associação Cristã de Moços (ACM).

Atualmente, mais de cem tipos de ioga são praticados. Almas corajosas tentam a *power yoga*, que não faz pausa entre as posições, ou a ioga Bikram, cujo pioneiro foi o halterofilista Bikram Choudhury, medalha de ouro nas Olimpíadas, e que é praticada em ambientes aquecidos a, no mínimo, 40ºC. Nos Estados Unidos, o tipo mais praticado é a lenta e suave *hatha* ioga, em que o instrutor leva os alunos a fazer uma série de posições, enquanto os ajuda a tornar-se conscientes e a alterar seus padrões de respiração e pensamento.

O Instituto Nacional de Saúde dos Estados Unidos considera a ioga uma forma de "medicina complementar e alternativa" e os médicos às vezes a recomendam como um agregado ao tratamento convencional para uma série de problemas crônicos, incluindo asma, dores nas costas e artrite. Em geral, a ioga ajuda o organismo por:

- *Acionar e reforçar o sistema imunológico.* Os praticantes afirmam que os exercícios de corpo/respiração/mente fortalecem e equilibram o sistema imunológico, estimulando-o a destruir de maneira mais eficaz os micróbios invasores.

- *Aliviar o estresse.* O estresse diminui a resistência às enfermidades, porque reduz a capacidade do organismo de produzir células imunológicas que lutam contra as doenças. A ioga estimula o sistema nervoso parassimpático (o oposto da resposta de lutar ou fugir, de nosso organismo, e que depende do sistema nervoso simpático), reduzindo a produção da glândula adrenal, como reação a ameaças detectadas e aumentando os hormônios corporais de bem-estar.
- *Massagear os órgãos.* A compressão dos órgãos resultante de certas posições de ioga se assemelha à pressão aplicada durante outros tratamentos alternativos, como a massagem, que estimula as glândulas envolvidas na resposta do sistema imunológico. Diferentes posições de ioga afetam diferentes órgãos e sistemas do organismo. Por exemplo, a cobra e a ponte, que abrem o peito e permitem a respiração profunda, estimulam o timo, enquanto o arado e o cão abaixado aumentam a função do sistema linfático, produzindo mais células imunes, para defender o corpo contra germes. Há, inclusive, posições específicas para determinadas doenças, de pressão alta a resfriado comum.

Essas alegações parecem ser apoiadas por pesquisas em curso sobre a capacidade da ioga de tratar uma variedade de problemas, de diabetes à demência. Estudos publicados em muitas revistas médicas indicam que a ioga pode reduzir a pressão sanguínea, através da melhoria da circulação e da saúde cardiovascular, abaixar o ritmo da pulsação e da respiração, favorecer a função gastrintestinal, abaixar a glicose no sangue, ampliar o abastecimento de células vermelhas do sangue, aliviar a depressão e a ansiedade, entre outras coisas.

A conexão entre a ioga e a doença cardíaca tem sido particularmente bem pesquisada. Como relata, em 1990, o livro *Dr. Dean Ornish program for reversing heart disease* (Programa do doutor Dean Ornish para reversão da doença cardíaca) – baseado em um estudo focado em dieta e exercício ao invés de remédios e cirurgia –, descobriu-se que a ioga reduziu o colesterol e os triglicérides dos participantes. Em um estudo publicado, em 2007, pela revista *Diabetes Research and Clinical Practice,* constatou-se que a ioga reduziu uma série de fatores de risco de doença cardíaca e alto nível de açúcar no sangue. Os participantes que praticaram ioga também apresentaram aumento dos níveis de colesterol HDL (saudável).

O LADO NEGATIVO DA IOGA

Como muitas pessoas, eu tentei praticar, começando e desistindo, durante a maior parte de minha vida. É ao mesmo tempo algo relaxante e cansativo, e quando funciona, cada parte do seu ser, do cérebro aos pés, você alcança a paz.

Quando funciona. Infelizmente, há mais pessoas que desejam ensinar ioga do que podem realmente fazê-lo. Ioga não é um jogo ou um passo de dança – é uma disciplina séria que exige do corpo assumir posições não familiares aos ocidentais e que podem ser dolorosas se feitas inadequadamente.

A última vez que eu tentei praticar, foi em uma classe de iniciantes em um centro espiritual e de bem-estar muito conhecido. De acordo com o catálogo, a professora era uma profissional experiente, com um currículo excepcional. Seu entusiasmo, porém, superava seu julgamento. Ela exigia demais da classe. A despeito de meus protestos, ela insistia que eu poderia alongar ainda mais as minhas costas. Eu resisti. Ela empurrou. Eu protestei. Ela insistiu. Eu me rendi. Minhas costas estalaram. Foi a única vez em minha vida que eu tive uma verdadeira dor nas costas e precisei de muitas sessões com um hábil acupunturista para me recuperar.

Considerando tudo o que foi dito, é preciso lembrar que há riscos envolvidos – especialmente para iniciantes ou aqueles que têm problemas de saúde como hérnia de disco, glaucoma ou osteoporose. Não há estudos indicando que a ioga seja prejudicial à saúde se feita apropriadamente, mas os alongamentos exigidos podem causar algum dano, assim como os exercícios vigorosos. Mesmo posições aparentemente simples podem apresentar sérios riscos para algumas pessoas: a posição de lótus, por exemplo, pressiona os fracos músculos flexores dos quadris.

De acordo com um recente artigo da revista *Time*, médicos profissionais tratam regularmente de pacientes com lesões relacionadas à ioga. De fato, entre 2004 e 2007, a Comissão para o Consumo de Produtos Seguros relatou que cerca de 13 mil americanos foram tratados por lesões desse tipo.

Lembre-se de que a ioga foi criada para ajudar as pessoas a entender seus corpos e a si mesmas, melhorando suas vidas, em vez de tratar sintomas de doenças. Como disse uma vez o grande mestre de ioga B. K. S. Iyengar: "A ioga nos ensina a curar o que não precisa ser suportado e a suportar o que não pode ser curado".

Compartilhando o segredo

Antes de começar a prática de ioga, consulte seu médico para saber se o exercício pode exacerbar algum problema anterior.

Quando estiver pronto, faça uma pesquisa na internet, em panfletos de academias e em lojas de alimentos saudáveis – você encontrará aulas de variados estilos de ioga e de níveis de experiência em muitos locais, incluindo muitas academias, estúdios especializados em ioga e aulas de educação contínua. Mas antes de se matricular assegure-se de que sua aula será dada por um professor qualificado (treinado e com experiência). Quando você fizer a sua escolha, marque um horário para conversar e perguntar sobre as exigências físicas da aula.

Você também pode aprender ioga em casa, diante da televisão, usando um dos muitos vídeos profissionais disponíveis.

Seja qual for o caminho que escolher, você precisará de algumas roupas confortáveis. Pode comprar modelos especiais ou usar qualquer outro traje velho com uma camiseta – vai dar tudo certo. (Pode esquecer os sapatos; geralmente, a ioga é praticada com os pés descalços.) Você também necessitará de um colchonete fino (normalmente está disponível, de graça, nos recintos das aulas ou à venda em lojas de artigos esportivos ou especializadas em ioga ou, ainda, *on-line*).

Saiba que nem todos os professores são bons. Confie no seu corpo. Se você sentir que a prática está exigindo demais de você, não tenha receio de parar. Você conhece seu corpo melhor do que ninguém.

Meditação e doença cardíaca

De acordo com o *AAAS News*, informativo da Associação Americana para o Avanço da Ciência, um ensaio clínico de 2009 revelou que a meditação reduz, em cerca de 50%, o risco de ataque cardíaco, derrame e morte em pacientes com doença cardíaca coronariana. O relatório frisou que essa descoberta significa que a meditação é tão eficaz quanto qualquer outro remédio existente no mercado para tratar doenças cardíacas.

Esse estudo particular analisou a meditação transcendental, o tipo apresentado ao mundo em 1995 pelo mestre Maharishi Mahesh Iogi, que ficou conhecido por causa de seus alunos famosos, os Beatles. O trabalho revelou que pacientes que meditavam além de fazer o tratamento padrão tinham 47% menos ataques, derrames e óbitos, comparados aos do grupo de controle. Em contrapartida, as estatinas diminuíam o risco em cerca de 30% a 40%, em relação aos tratamentos convencionais. Os medicamentos comuns para pressão sanguínea reduzem esses eventos apenas em 25 a 30%.

Tanto nesse como em qualquer outro caso, ao julgar o mérito desses estudos, é uma boa ideia olhar para quem está por trás deles. O último estudo mencionado foi realizado com um subsídio de US$ 2,3 milhões do Instituto Nacional de Saúde e do Instituto Nacional do Coração, Pulmão e Sangue, ambos dos Estados Unidos, e foi dirigido pela Faculdade de Medicina de Wisconsin, juntamente com a Universidade Maharishi de Iowa, e esta última talvez tenha um interesse no resultado. Isso, porém, não anula as descobertas de jeito nenhum, mas os pesquisadores que subscreveram e que realizaram o trabalho podem oferecer uma valiosa perspectiva sobre o peso das provas.

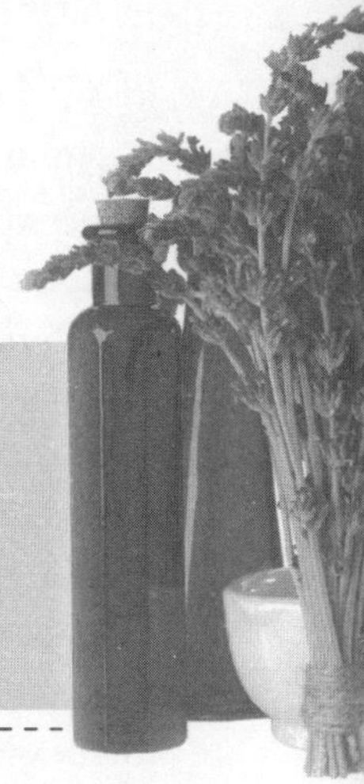

Posfácio

Vinte e cinco pessoas diferentes, com 25 diferentes segredos de saúde. De banhar-se em água fria à radiestesia, com garrafas de água oxigenada, de H_2O_2 envasadas. Segredos de enfermeiros e médicos, bombeiros e comediantes, e agentes políticos. Todas as pessoas incluídas acreditam que seu segredo é a razão da sua boa saúde. Todos eles se sentem muito confiantes. Todos eles são (ou eram durante a sua vida) muito saudáveis.

Mesmo assim, rapidamente ficou claro para mim que essas pessoas têm ideias conflitantes sobre o que as ajuda a se manter bem. Rip Esselstyn evita os iogurtes de laticínios que Tony Japour consome. Sacha Loide e Helen Klein não têm a mesma opinião sobre exercícios. Só Nate Halsey se entrega a banhos frios. Ninguém mais se esquiva de micróbios de outras pessoas como Rachel Hill. Muita gente aprecia alho, mas apenas Susan Seideman Brown o consome de maneira tão sistemática.

Uma vez que iniciei minha busca por esses segredos, em parte para evitar resfriados, pareceu razoável adotar tantos quantos fizessem sentido. A boa notícia é que a maioria deles é fácil de adicionar à rotina diária; alguns até já integravam a minha. Por exemplo, quando eu escrevi, com Rip, o livro *A dieta do Engine 2*, seu incontrolável entusiasmo por uma dieta baseada em vegetais fez com que eu o acompanhasse e me tornei um membro de seu estudo piloto

Engine 2. Os resultados de meus testes lipídicos foram tão impressionantes que comer apenas vegetais tornou parte de minha vida por alguns anos.

Eu pratiquei muitos dos exercícios do doutor Fulford, desde que escrevi o livro dele, *Dr. Fulford touch of life* (O toque de vida do doutor Fulford) Todas as manhãs eu faço os dois exercícios que ele me disse serem os mais importantes: sentado em uma cadeira e esticando a coluna vertebral, depois encostado contra uma parede e levantando os braços para alongar na direção oposta. Esses exercícios foram projetados para alongar os músculos das costas e também melhorar a saúde como um todo e, nessa frente, dor nas costas é algo que ainda não surgiu em minha vida (exceto por causa daquela dor torturante, causada pela ioga).

Tirar uma soneca já está integrado em minha rotina diária, mas no passado eu atribuía esse hábito à letargia. Agora eu tenho permissão para pensar que uma soneca diária é uma prova de que eu estou cuidado bem de mim mesmo. Todos os dias, em algum momento entre uma e três horas da tarde (o período recomendado pela filha de Sarnoff, a especialista em sonecas Sara Mednick), eu durmo – não tanto quanto ela recomenda, mas por no mínimo 15 minutos.

Entretanto, esses segredos, por si sós, não são suficientes para manter minha saúde, eu acrescentei mais, considerando que cada pessoa tem necessidades diferentes, e que, no meu caso, era necessário adotar vários para ficar bem. O sistema de cada um é único. Embora para uns um segredo possa ser suficiente, para outros será preciso muitos. Talvez alguns tenham de adotar todos eles.

Eu também notei que mesmo que algumas ideias se choquem com outras, muitas das pessoas entrevistadas, mesmo se preferem um segredo acima de todos os outros, não vivem em uma bolha. Muitos fazem exercícios, aeróbicos e anaeróbicos, tomam suplementos vitamínicos e minerais, comem menos que a maioria das pessoas e assim por diante. Em outras palavras, fazem um esforço para ter uma vida saudável e bem equilibrada.

Para mim, o mais difícil de meus novos hábitos é comer alho cru, hábito esse que eu tenho desde que falei com Susan Brown: não faço isso com frequência, mas sempre que estou na iminência de pegar um resfriado, eu mastigo um dente de alho. Algumas pessoas gostam do sabor; eu acho o alho literalmente difícil de engolir. Ainda assim, mais do que qualquer um dos outros segredos, meu instinto me diz que o alho está atuando sobre quaisquer atacantes que estejam invadindo meu corpo.

Devido à minha dieta baseada em vegetais, canja de galinha e iogurte de laticínio estão fora de questão, embora eu tome iogurte de soja com culturas de probióticos vivos uma vez ou outra.

Depois de ouvir Barbara Pritzkat enaltecer os poderes da levedura de cerveja, eu decidi colocar uma colher de sopa à minha refeição matinal. Ao contrário do alho, o gosto da levedura de cerveja não me incomoda, embora isso talvez se deva ao fato de que, além dela, a mistura que tomo contém suco de romã, laranja e mirtilo, junto com um produto em pó efervescente chamado Emergen-C, uma colher cheia de Green Vibrance, (um suplemento nutricional que, diz o rótulo, sustenta "os quatro fundamentos da saúde: nutrição, digestão, circulação e imunidade") e meia colher de chá de óleo de linhaça.

O Emergen-C é repleto de vitamina C, um nutriente que, graças à recomendação de Susan Rennau, eu agora consumo em grande quantidade. Coincidentemente, quando eu era um aluno da graduação em Stanford, no começo dos anos 1970, participei dos testes originais do doutor Linus Pauling, sobre vitamina C, ingerindo imensas quantidades. Isso me deu diarreia, então abandonei o estudo. Hoje eu tomo muito menos e meu organismo responde muito melhor.

Embora eu não seja muito de cozinhar, tenho adicionado mais ervas à minha dieta (sem acrescentar muito sal). E, falando em comida, redução calórica não é para mim porque eu já como menos do que a maioria das pessoas e não consigo cortar mais nada. Embora o consumo de calorias seja uma questão de saúde, antes de mais nada, de certa forma é também um problema psicológico. Para muitos, a comida tem mais a ver com cuidado e carinho do que com nutrição; voltam-se para isso para se sentir confortáveis. A maioria dessas pessoas foi criada em famílias onde as refeições tinham um papel vital e a comida continua a ser uma metáfora para segurança, relacionamentos ou algum outro significado profundo. Entretanto, eu cresci em um lar onde o alimento tinha uma importância mínima. Ninguém cozinhava bem, ninguém apreciava muito aquele momento e todo mundo deixava a mesa de jantar o mais rápido possível. Quando eu me sinto ansioso ou infeliz, eu viro as costas para a comida. Meu peso não mudou muito desde a faculdade.

Não importa o quanto eu tenha tentado, alguns desses segredos simplesmente não pegaram. Tentei mergulhar em um banho frio, mas não pude me aclimatar à ideia de encarar água gelada pela manhã – ou em qualquer outro período. Mesmo com a consultoria entusiasmada de Nate Halsey, ser envolvido por água fria foi doloroso. Da mesma forma, eu ainda me sinto compelido a lavar minhas frutas com muito cuidado, ainda que Patricia Burke tenha explicado que isso pode não ser necessário. O hábito está muito arraigado.

O exercício sempre fez parte da minha vida, mas cada um tem suas próprias preferências. Embora eu tenha mais ou menos a mesma idade de Helen Klein quando ela começou a correr, eu fico entediado facilmente em longas distâncias. Entretanto, minha rotina de ir três vezes por semana à academia inclui exercícios aeróbicos da mesma forma que levantamento de peso. Então, por ora, o antigo regime é suficiente.

Depois de falar com o defensor do pH, Tom Appell, eu comprei papel de tornassol e testei minha urina todos os dias durante uma semana, mas talvez porque minha dieta já contenha muitas frutas e vegetais, o equilíbrio do meu pH estava saudável. E urinar no papel pareceu estranho. Muitas vezes eu não o fiz. Também tentei mergulhar minha cabeça em peróxido de hidrogênio e, embora eu nunca tenha desistido, também nunca me senti confortável, então quando a garrafa esvaziou não a substituí.

Viver em Manhattan torna impossível evitar os constantes espirros, tosses e narizes assuados de estranhos. Mas lavar minhas mãos depois dessas exposições agora se tornou rotina. Antes, não tinha me ocorrido fazer isso senão quando elas estavam sujas; agora eu lavo preventivamente.

Ser um morador da cidade também me possibilitou fazer muitos amigos, mas ao contrário de Sydney Kling, eu não os relaciono. É difícil negar que o apoio do sistema social não seja uma coisa saudável; só que nunca me ocorreu que cada amigo possa ser um potencial aliado na luta contra as doenças. Isso tornaria meu caderno de endereços um tipo de farmácia.

Finalmente, embora Susan Smith Jones seja uma apaixonada defensora da ausência de estresse, é praticamente impossível viver da escrita e permanecer livre desse mal. Estou trabalhando no que ela recomendou, mas não posso fingir que a ansiedade não me atacou muitas vezes quando eu liguei o computador e este livro apareceu na tela. Poderia ter sido pior: ver Jack Nicholson como Jack Torrance, em *O iluminado* – é isso que o estresse pode fazer, em última análise, com um escritor.

A melhor parte de todos esses remédios é que, durante o tempo em que levei para pesquisar e publicar este livro, minha saúde inquestionavelmente melhorou. Eu ainda posso sentir um resfriado chegar, uma vez ou outra – mas fica nisso. Em nenhum momento eu despenquei com a garganta inflamada ou o nariz vermelho escorrendo dos anos passados. A razão para isso talvez tenha mais a ver com meu novo sistema de crenças do que com qualquer outra coisa: eu acredito piamente que a combinação de segredos que escolhi está funcionando para mim.

E essa é a única coincidência entre todos esses segredos. As pessoas podem tomar banhos frios, tomar sopa quente ou comer temperos fortes, mas em cada caso quem compartilhou o segredo acredita firmemente que é por causa disso que se mantém bem. É por isso que todos os que estão no livro concordam com uma teoria – a conduta de Gail Evans sobre atitude.

Racionalmente, isso talvez não faça muito sentido. Mas pouco em pesquisa de saúde faz. Para quase cada estudo que afirma provar o ponto A, outro estudo refuta com o ponto B. Ideias populares em uma década tornam-se ultrapassadas na próxima. Nos anos 1960 os médicos consideravam muitas das práticas médicas da primeira década do século meio bárbaras; hoje acontece o mesmo para algumas das de 1960. Por exemplo, considerar "completamente seguros" barbitúricos, o uso abusivo de terapia de eletrochoque ou prescrever drogas como Halcion, que foi considerado algo sem efeitos colaterais e que levaram algumas pessoas a uma espiral de depressão – como está dito no assustador relato de William Styron sobre sua própria experiência, no livro *Darkness visible* (Perto das trevas).

Tudo o que sabemos agora, com certeza, é que no ano 2050 os médicos acharão ridículo o conhecimento que hoje prevalece.

Muita informação conflitante e muitos tratamentos entrando e saindo de moda – e até agora se mantém uma teoria que existe desde o tempo de Hipócrates: a crença na conexão mente-corpo. A maneira de pensarmos sobre nossa saúde talvez seja tão importante como qualquer outro aspecto na determinação do quanto estamos bem. Ainda assim, a ciência médica moderna não entende o papel da atitude na saúde, e a abundância de estudos – bem documentados, duplos-cegos, aleatórios e controlados – disputa sua importância. De fato, até recentemente, a medicina ocidental estava relutante até em admitir que a conexão existe. Pode ser que discutir os dois seja uma tautologia; a mente e o corpo talvez estejam tão conectados que você provavelmente teria de discutir também a ligação pâncreas-corpo.

Isso talvez possa explicar por que o efeito placebo é um dos mais poderosos e menos compreendidos conceitos na medicina. Um placebo (palavra latina para "eu vou agradar") é uma pílula inerte que aparentemente não tem, de fato, nenhum benefício medicinal – e, mesmo assim, frequentemente, tem o mesmo efeito que o remédio que substitui. Muitos médicos que deram placebos a seus pacientes, em vez de medicamentos, observaram melhoras nas condições desses pacientes – e muitos doutores agora prescrevem placebos rotineiramente em lugar de drogas. Um estudo realizado em 2004 por médicos israelenses, relatado no *British Medical Journal*, revelou que quase 60% dos médicos haviam dado placebo a seus pacientes – geralmente para evitar que tomassem medicamentos poderosos de que não precisavam; o resultado foi de 40%, em um estudo entre médicos dinamarqueses. Em uma pesquisa de 2007, com médicos da área de Chicago, 47% admitiram usar algum tipo de placebo em seus pacientes. (Estudos controlados têm sido feitos para investigar esse fenômeno, mas os resultados foram inconclusivos; o Instituto Nacional de Saúde dos Estados Unidos está, atualmente, financiando alguns deles.)

Tem sido também demonstrado, muitas vezes, que quanto mais fé o paciente tenha no remédio que recebe para combater a doença, mais provável que o remédio escolhido funcionará. Mas os cientistas não falham apenas ao não entender por que isso é verdade; eles não conseguem dizer por que isso é verdade para algumas pessoas e não para outras. E quanto ao que os estudos têm revelado sobre o fato de que quanto mais um paciente acredita na capacidade de um médico para entendê-lo e à sua doença, a probabilidade maior é de que o tratamento do médico vai funcionar. Por que isso acontece – e por que o fenômeno não funciona para todo mundo? De novo, ninguém sabe.

Isso não significa que os 25 remédios oferecidos neste livro sejam simplesmente placebos, mas talvez sem a crença esses remédios não sejam tão eficazes, razão pela qual a conotação da palavra placebo está mudando no século XXI: enquanto antes implicava algo relativamente inútil, agora está sendo investigado como um instrumento médico poderoso e real, algo capaz de criar um paradigma inteiramente novo para o atendimento médico. O estudo do efeito placebo levou, inclusive, à análise de seu oposto – o efeito "nocebo" (palavra latina para "eu vou fazer mal"), que ocorre quando o paciente tem uma atitude demasiadamente negativa em relação a qualquer remédio que lhe seja oferecido, invalidando sua eficácia. A ciência está apenas começando a trabalhar nisso (a palavra foi cunhada há menos de cinquenta anos). Se o efeito se mantiver, será mais uma prova de que o poder reside em uma combinação de mente e medicação.

Cuidar de si mesmo, porém, implica muitas crenças pessoais e a minha é de que minha saúde vai melhorar à medida que eu implementar todos os segredos, entre os que fazem sentido para mim. Por que não acreditar nisso? Pense na aposta de Pascal. O filósofo francês do século XVII Blaise Pascal afirmou que a existência de Deus não podia ser provada usando a razão, mas isso faz com que seja razoável apostar que Deus existe. Em termos bem simples, se você vive sua vida acreditando que Deus existe, não tem nada a perder e tudo a ganhar (vai para o céu). Se você estiver errado, entretanto, não perderá nada. Mas se você apostar que Deus *não existe*, e estiver certo, não ganhará nada, porque quando morrer tudo estará acabado. E se você estava errado, então realmente perderá, porque será enviado ao inferno, por toda a eternidade.

Eu decidi fazer, com minha saúde, uma variação terrena da aposta de Pascal. Resolvi acreditar que encontrei a correta combinação de segredos que vão me manter saudável. Tenho tudo a ganhar por acreditar nisso (assumir essa atitude realmente influencia) e nada a perder (exceto, talvez, um gosto ruim na boca deixado pelo alho cru). Então eu pretendo continuar acreditando.

Se, por alguma razão, eu começar a ficar doente de novo – caso em que meu sistema de crenças vai voar pela janela –, eu precisarei procurar pessoas ainda mais saudáveis. (Fiz o mesmo tipo de aposta quando tinha 6 anos, a respeito do Papai Noel. Aquela não funcionou tão bem.) E isso significa que a publicação deste livro não encerra a procura por segredos de saúde. Se você tiver algum diferente que gostaria de compartilhar (ou uma opinião sobre aqueles que descrevi), por favor visite a página <www. secretsofpeople.com> e divulgue suas experiências.

~

Além da crença, há algo mais que todos que estão no livro compartilham: a consistência. Não há pessoas que algumas vezes tomam um banho frio ou ocasionalmente comem probióticos ou correm uma vez ou outra. Seus segredos então entremeados no tecido de sua rotina diária.

Este é o segredo de qualquer segredo – praticá-lo. A crença é a atitude subjacente, mas sem prática nada se consegue. Se você decidir que quer um desses segredos como seu, tome a decisão seriamente. Não tente uma vez ou outra, ou quando se lembrar, ou apenas quando se sentir doente. Seja lá o que quiser fazer, faça, e faça o mais regularmente possível.

Manter essa consistência significa escolher o segredo que faça mais sentido para você e seu estilo de vida. Se gosta de fazer exercícios com outras pessoas, mas odeia a academia, tente a ioga. Se os exercícios solitários lhe agradam mais, correr é o caminho a seguir. Se você não tiver tempo ou apenas não gosta de fazer ginástica, os segredos baseados na alimentação serão mais fáceis para o estômago.

Uma vez que você escolha um, apegue-se a ele – ao menos por um espaço de tempo suficiente para determinar se é bom para você. Eu logo soube que banhos frios, não obstante quão saudáveis possam ser, nunca fariam parte de minha vida. Levei algum tempo para me acostumar a uma dieta baseada apenas em vegetais; a princípio, requereu um grande esforço, mas agora faço isso num piscar de olhos e raramente deixo de seguir nessa linha. Acrescentar levedura de cerveja à minha rotina matinal foi tão fácil como comprá-la na loja de alimentos saudáveis e guardá-la junto com outros ingredientes usados nas bebidas.

Escolha um segredo que faça sentido para você e seu estilo de vida. Eleja um que fale à sua resistência. Um que seus amigos e familiares apoiem. Não se aborreça se tentar algum que não funcione. Tente outro.

Boa saúde é consequência de hábitos saudáveis. Independentemente do segredo que passa a ser seu, assegure-se de que ele faça parte de sua vida.

Agradecimentos

A maioria das pessoas neste livro são amigos e alguns se tornaram amigos quando os entrevistei, então se Sydney Kling está certa sobre redes sociais, eu devo estar muito mais saudável. Estou especialmente grato àqueles que reservaram tempo de seus dias tão ocupados para conversar: Tom Appell, Susan Seideman Brown, Patricia Burke, Phil Damon, Rip Esselstyn, Gail Evans, Ricardo Osorno Fallas, Nate Halsey, Rachel Hill, Tony Japour, Susan Smith Jones, John Joseph, Helen Klein, Sydney Kling, Sasha Lodi, Sarnoff Mednick, Barbara Pritzkat, Susan Rennau, Felice Rhiannon e Bill Thompson.

As seguintes pessoas também ajudaram muito e merecem agradecimentos: Diana Baroni, Scott Beale, Jess Brallier, Sally Chabert, Pip Coburn, John Coyne, Mark e Monica Cravotta, Susie Crile, Arturo Cruz Jr., Mark Davis, Laurie Dolphin, Jon Doyle, Felice Dunas, Roger Emect, Alan Emtage, Ann e Essy Esselstyn, Zeb Esselstyn, Larry Ford, Russell Gordon, Vicki Gordon, Doug Green, Greg Greene, Duke Greenhill, Nathan Greenlee, Mary Gwynn, Josh Hammer, John Hartmann, John Hartmann, Steve Hirshhorn, Dorothea Hover-Kramer, Rick Kellerman, Polly King, Peter Kingham, Jill Kolasinski, Rick Kot, Heidi Krupp, Adam Kushner, Polly Labarre, George Lattimore, Renee Lattimore, Tara Lattimore, Ronna Lichtenberg, Mark Liponis, Arthur Lubow, Sidney Mackenzie, John Marcom, Barbara Marcus, Kathy Matthews,

Marc McMorris, Sara Mednick, Sandi Mendelson, Howard Menikoff, Susan Mercandetti, Victoria Moran, Mary Murphy, Blake Mycoskie, David Noonan, Becky Okrent, Judith Orloff, Mike Otterman, Jennifer Peters, Carl Pritzkat, Eric Rayman, Donna Redel, Michael Rhodes, Susan Roberts, Robin Rue, Tim Sanders, John Scheidt, Kent Sepkowitz, Stanley Siegel, Glenn Sinclair, Jim Stewart, Mark Sutton, Tony Travostino, Rich Turner, Don Weisberg, Jen White, Bryant Wieneke, Rafe Yglesias e Jon Zornow.

Estou especialmente grato a meu excelente agente, Richard Pine, porque nós incubamos este livro juntos. Felizmente, ele não quis escrevê-lo.

Na Workman, eu devo agradecer a Janet Vicario, David Matt, E. Y. Lee, Kevin Davidson, Nathan Lifton, Beth Levy, Barbara Peragine, Julie Primavera, Walter Weintz, Page Edmunds, Beth Wareham, James Wehrle, Joe Ginis, Steven Pace, Jenny Mandel, Jodi Weiss, Michael Rockliff, David Schiller, Andrea Fleck-Nisbet, Justin Nisbet, Kristina Peterson, Sara High, Melissa Broder, Brian Lucas, Peter Workman, Bob Miller, e especialmente a minha editora e amiga, Suzie Bolotin, que não é apenas saudável, mas muito, muito sábia.

Eu quero agradecer, particularmente, a Isaac Cherem, Mike Terry e Nick Earhart por sua pesquisa; a Miranda Spencer, uma excelente editora e amiga; a William Callahan, que deu uma grande contribuição a este livro; e, acima de tudo, a Tetsuhiko Endo, um bom escritor e um bom surfista, tanto da *web* quanto das ondas.

Índice Remissivo

F

G

W

Y

Z

LIBERTE-SE DA FOME EMOCIONAL

É o fim da autossabotagem!
Este livro é um passaporte para a liberdade para quem se sente refém dos alimentos para lidar com situações emocionais, como medo, tensão, alegria, angústia, tristeza, ou para dar vazão a algum sentimento, e que sinta que isso pode estar na origem de sua insatisfação com seu peso e seu corpo.

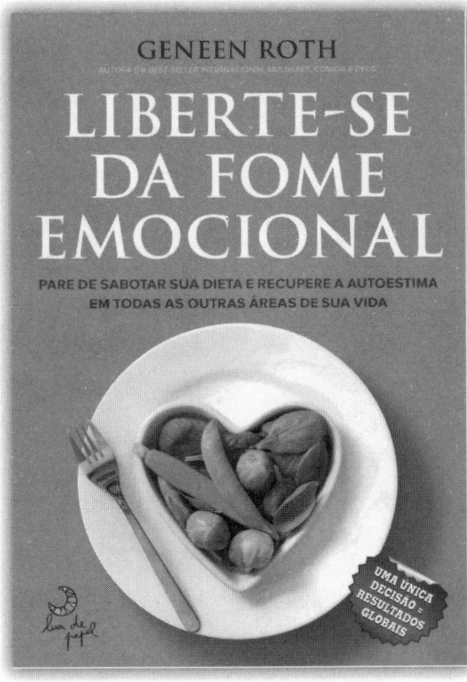

Com frequência, nossas emoções interferem pesadamente em nossas escolhas alimentares. Este livro explica de maneira eficaz como é possível vencer esse dilema cotidiano.

Não se trata apenas de dieta, ainda que ensine a criar novos hábitos sem restringir alimentos ou contar calorias, mas de ajudar o leitor a se tornar mais consciente de suas necessidades tanto físicas quanto emocionais para construir uma vida satisfatória, que não gire em torno da comida.

Neste livro, Geneen Roth apresenta seu reconhecido programa para tratar diretamente as causas da alimentação por impulso. Usando técnicas simples, desenvolvidas em seus muito renomados seminários, a autora oferece uma série de conselhos práticos.

Siga-nos no twitter @EditoraLeya e @Luadepapel_BR

lua de papel

Este livro foi composto em Minion Pro
para Texto Editores Ltda.
em outubro/2011